最高の死に方

近藤　誠

宝島社新書

新書化にあたってのまえがき

新型コロナの流行でわかったことの一つは、高齢者も「死」を極端に恐れている、ということでしょう。「自分もコロナで死ぬかもしれない」、「それは絶対避けたい」と。

しかしコロナに関する統計をみると、日本の（一定人口あたりの）感染者や死亡者の数は、欧米諸国にくらべて十分の一から数十分の一。それなのに、達観していてもおかしくない人たちまでもが、死の恐怖にとらわれたのは、日本人が長いこと、近親者が死にゆく場面から遠ざけられていたことが大きいのではないか。

つまり、第二次世界大戦に敗れたあと、日本では（国民の栄養状態や衛生環境が改善して）人々がなかなか死ななくなり、毎年のように平均寿命がのびていった。

他方で、かつては当たり前だった「在宅死」が、「病院死」に取って代わられ、身近な人が死ぬ場面に接することが少なくなった。

そのため、人がどうやって死んでいくのか、死ぬことはラクなのか苦しいのかなど、肝心な点について具体的なイメージがもてず、いたずらに死の恐怖にとらわれているのではないか。

だとすると、現代人に必要なのは、死にゆく場合にどうなっていくのか、という知識であるように思われます。――ぼくはそのような問題意識から、以前に『最高の死に方と最悪の死に方』（宝島社）を上梓《じょうし》し、「安楽死」「尊厳死」「自然死」「病院死」「苦痛死」「治療死」などについて具体例にもとづき解説しました。

それから数年経って、人々がさらに年齢を重ね、新型コロナへの恐怖心も生じた今こそ、その本の内容は広く知られるべきだ、との指摘がありました。それで読者が手に取りやすいよう、新書化したのが本書です。

ところで、数ある死因のなかでは、がんが生じたための「がん死」がもっとも恐れられてきたはずです。「がんで亡くなるのは痛いだろう」、「つらいだろう」と。

それに真っ向から異を唱えてきたのが、大ベストセラーとなった『大往生したけりゃ医療とかかわるな』（幻冬舎新書）の著者・中村仁一《じんいち》医師。ご自身の診療経験から、「がんを放置しても痛まない、苦しまない」と主張されてきました。

その中村さんが昨年（2020年）、終末期の肺がんにかかってしまわれたのです。自覚症状が生じた時期からみて、発症は6月頃と推定されます。

でも中村さんは、一度も入院せず、抗がん剤などの「標準治療」も受けず、ご自宅で過ごされています。

中村さんとぼくは、共著『どうせ死ぬなら「がん」がいい』（宝島社新書）の対談でご一緒したのが最初です。そのときは、「がん放置」や医療全般に関する話で大いに盛り上がり、ぼくは中村さんのお人柄にひかれました。たいへんな人格者だな、と。

そういう中村さんご自身が肺がんになられたとき、どのようなお気持ちで日々を過ごされているのか。今回の新書化に際し、ご本人から現況や心境をお聞きしたら、きっと読者に裨益《ひえき》するであろうと思い、インタビューを申し込んだところ、快諾してくださいました。それで今年の3月24日に、京都のご自宅にお邪魔した次第です。

インタビューでは、とても良いお話を聞くことができたので、本書の巻末に収録しました。読者は、できれば本文を読まれてからインタビューに進まれると、平穏死に関する理解がいっそう深まり、「死」のイメージも大きく変わるはずです。

2021年6月　近藤 誠

目次

第2章　日本で実施されている〝安楽死〟

第3章　延命治療で失われる「尊厳」

第4章 医療から遠ざかるという選択

第7章　不要なクスリはボケ、早死にのもと

本書は、２０１８年9月に小社より刊行した
単行本『最高の死に方と最悪の死に方』を増補・
改訂、改題したものです。

第1章　「安楽死で死にたい」という願い

そもそも安楽死とは何か

安楽死といえば、反射的に「末期がん」を思いうかべる方も多いことでしょう。がんの転移や腸閉そくによる激しい痛みで七転八倒する。肺転移で息ができなくなり、海でおぼれるように、あえぎ苦しむ。このような「肉体的苦痛」を解決するのが安楽死だ。クスリを注射すると、早く、ラクに死ぬことができる、と。

——しかしこれは、どちらかというと過去の話です。

現在は、がんの苦痛を和らげる「緩和ケア」が充実してきたので、末期がんでも、苦痛でのたうち回ることはありません。ただし、苦痛を緩和するためのクスリの副作用で生命が短縮することはありえます。

これに対し、脚本家の橋田壽賀子《すがこ》さんが希望され、多くの方がたが賛同したのは、痛みや苦しみがないときの安楽死。前述した安楽死とは別物です。

橋田さんは、「『もういよいよだめだ』だというときに、『お願いです。もう精いっぱい生きたんです。死なせてください』と言ったら、『はい、いいよ』と楽に死なせてくれる仕組みがあるといいな、と。それが私の考える『安楽死』です」と語っています。（「朝日新聞デジタル」２０１８年3月15日）

「もういよいよだめ」というのはどういう状態なのでしょうか。

人によって思いうかべる姿は異なるでしょうが、①からだを動かせなくなって寝たきりになる、②家族や親しい人がいなくなり、生きている意味を見いだせなくなる、③からだはなんとか動かせるが、死ぬのを待っているだけで、生きているのがつらい。

それから、④ボケそうな自分が不安でいたたまれない、という場合もあるでしょう。本当にボケたら、自分ではわからなくなりますが、もの忘れや粗相《そそう》が多くなってきたとき「これから自分はどうなっていくのか」「みっともない姿を世間にさらし、人さまに迷惑をかける前にこの世から消えたい」と思い悩む方は多いでしょう。

これらのケースが「もういよいよダメというとき」として考えられます。

総じて、肉体的な苦痛はないけれども精神的な「苦悩」があるケースです。そこでこれらを「精神的苦痛」と呼ぶことにしましょう。現代は、精神的苦痛に対する安楽死が問題となっているのです。

そういう場合に安楽死ができたらいいな、と思う人はとても多いはずです。ぼくもできればそうしたい。

ただこの国には、のちに述べる「刑法」との関係で、安楽死をとげるのがとても難しかった過去があります。また、いまでも安楽死反対論には根強いものがあります。そのためでしょうか、橋田さんはその後、「安楽死、もうあきらめました」と語っておられます。

安楽死に反対する人たちの理由は、①人はどんな場合にも生きる努力をしなければならない、②人の命を自分で縮めるのは神様が許さない、③安楽死を認めたら、障害や病気で人工呼吸器に頼っている人たちが生きづらくなるのではないか、など。

――どれも一理ありますが、人にとって安楽死することは自由ないし権利であるようにも思われるので、先にすすみます。

「ボケ」で安楽死を認めるオランダ政府

海外に目をむけると、元気な人でも、強い「精神的苦痛」がある場合は安楽死を認める国があります。

「安楽死法」を世界ではじめて制定したオランダでは、肉体的な苦痛がなくても「重度のアルコール中毒で、生きているのがつらい」「ボケてきた」などを理由に安楽死が認められます。ただしボケの場合、判断能力が正常なうちに書類を作成し、署名しておくことが必要です。

またオランダ政府は、安楽死法を「人生が終わったと感じている人」にも適用できるようにと、改正法案を議会に提出しています。これに対しては反対論も根強く、本書の執筆時点では可決されていませんが、時代の変化を感じさせます。

スイスでの合法的な「自殺ほう助」

スイスでは、自殺を手助けする民間団体が複数、活動しています。

2018年5月、デービッド・グッダルさんという104歳の科学者が、オーストラリアからスイスに渡りました。「老齢」を理由として安楽死しようというのです。デービッドさんは不治の病におかされているわけではなく、年齢相応の健康状態です。でもなにしろ104歳ですから、からだの機能があちこちおとろえ、車椅子に頼る毎日。つまり生活の質が落ちたから、安楽死を決意した。ただオーストラリアにはまだ安楽死法が制定されていないので、スイスに行ったわけです。

彼は、「こんな年に達してしまい、残念でならない。私は幸せではない。死にたい、特別悲しくもない。悲しいのは死なせてもらえない場合だ」と述べていました。

では、彼の「自殺」はどのようにしておこなわれたか。

医師がペントバルビタールという薬剤を注射器につめ、注射針をデービッドさんの静脈に刺し、固定します。しかし注入はしません。なぜならスイスの法律で認めているのは、あくまで「自殺の手助け（自殺ほう助）」のみ。もし医師が薬剤を注入したら、それは「殺人」という犯罪になってしまうからです。

それで薬剤の注入については、デービッドさん自身が注射装置のコックをひらく、という方法がとられました。注入がはじまってまもなく、デービッドさんは意識を失い、旅立ちました。本人の望みどおり、ベートーベンの交響曲第9番「喜びの歌」を聴きながら。

この話を聞いて「うらやましい。私もスイスに行って安楽死したい」と思った方は少なくないでしょう。橋田壽賀子さんもそう思われたようです。

でもそれを実現するには、言葉の壁があります。書類を提出するだけではダメで、自殺を手助けしてくれるスイスの医師に、自分の意思を自分の言葉で伝え、質問に答えなければならないのです。その際、日本語は当然不可。英語、ドイツ語などのいずれかで会話する必要があります。

日本で安楽死は可能か

話を整理しましょう。「肉体的苦痛」による従来型の安楽死の意義は今日、薄れつつあります。痛みや呼吸苦をラクにする、緩和ケアの進歩がめざましいからです。

いま先進国で検討が迫られているのは、「精神的苦痛」による新しいタイプの安楽死です。高齢化社会では、老いへの苦悩やボケへの不安も、安楽死の大きな理由になります。

欧米の潮流は、「精神的苦痛」を安楽死の理由として認める方向に動いています。自分の命にかんすることがらについて、その人の意思や選択を尊重しようという社会的思潮がいっそう強くなっているからで、この動きはいやおうなく加速するでしょう。――橋田壽賀子さんの問題提起や提案は、時代を先どりしていたと思います。

ただ日本では、安楽死についての法律がオランダやスイスのように手際よく整備されていくことは考えにくい。日本はなにごとにつけ、法律化が遅いのです。かつてこの国で、脳死と臓器移植にかんする「改正臓器移植法」が成立するまでに、20年以上もスッタモンダしたことからも明らかです。

しかしじつは、法律がなくても、事実上の安楽死は可能です。

脳死臓器移植では、自分の臓器を他人に差しだす本人に不利益が生じないよう、法律が必要でした。しかし安楽死では、「死にたい」という「本人意思」が表明されるため、本人に不利益は生じない。したがって法律がなくとも、本人が医師に「安楽死させてほしい」と頼むのは自由です。

実際にも、精神的苦痛を理由とした〝安楽死〟は、すでに日本でも多々、実施されています。それを実行する医師がいるということです。ただし「安楽死」と呼ぶのではなく、「鎮静」（セデーション）という名でおこなわれています。

現在、鎮静の対象は末期がん患者に限られているようです。

でもその実質は安楽死なので、それが社会に容認されるなら、ボケや加齢を理由としての「鎮静」も実行されうるだろう、というのがぼくの見立てです（第2章）。

さて安楽死には、旧来型と新しいタイプとがある、と述べましたが、これらはいわば「狭い意味」での安楽死です。しかし安楽死というのは、「ラクに死ぬ」という意味なので、現在は別の用語で呼ばれていても、ラクに死ねる方法であれば「広い意味」での安楽死と呼んで差しつかえないでしょう。

その中には前述の「鎮静」がふくまれますし、「自殺」や「尊厳死」も広い意味で安楽死と呼べるのではないか。以下で、自殺と、旧来型の安楽死を検討します。

三島由紀夫の切腹も、一種の「安楽死」?

自殺の問題を考えるとき、いつも思いだすのは、天才作家・三島由紀夫さんの切腹事件です。ぼくは、三島さんのご遺体を目にしたことがあるのです。

1970年11月25日に三島さんは、東京・市ヶ谷にある自衛隊駐屯地の総監室を「楯の会」会員とともに訪問し、面談中に突然総監を縛りあげ、人質にしました。そしてバルコニーから自衛隊の決起をうながす演説をし、それが終わると総監室に戻って切腹し、楯の会会員の森田必勝に介錯《かいしゃく》させました(享年45)。

事件当時、ぼくは慶應大学医学部の学生で、次の日、信濃町のキャンパスに数百人ほどの行列ができているのをみました。学生や教員など顔見知りも多数いて、法医学教室で解剖する三島さんの遺体を見学するためだとわかりました。礼を失するのではないかとも思いましたが、教授たちも並んでいるんだからと、行列に加わりました。

法医解剖の準備室に入ると、金属製の台に、両足を手前にむけた三島さんと、三島さんに続いて切腹した森田必勝の遺体がのっていました。両人の首が、それぞれの胴体のむこう側に、正面をこちらにむけて据えてありました。

三島さんの遺体は、お腹が真一文字に10数センチほど切り裂かれ、小腸が少し飛びだしていました。右肩に3筋ほどの太刀傷があったので、うわぁ、1回の介錯では首が落ちなかったんだ。痛かっただろうな。何度も首を打たれる間、どんな気持ちでいたのだろう、と切なくなりました。――後日、介錯した森田が動揺したためか失敗を重ね、繰り返し切りつけたことを知りました。

これに対し森田の首は、一度の介錯で切断されたと聞きます。実際、遺体の頸部に余計な切創はなく、お腹の傷は三島さんのそれとほぼ同じ長さでしたが、腹膜は切り裂かれておらず、薄い腹膜のむこうに小腸が透けてみえました。

鍛え上げられた三島さんのからだは、じつに見事でした。ボディビルダーのように筋肉がはりつめ、左右の腹筋はきっちり6つに分かれていました。――迫りくる老化によってこの肉体がおとろえるのを嫌悪する気持ちもあったのでは、と思いました。

三島さんがなぜこのような行動をとったのか、世の中にはいろいろな意見があります。ただ、実行した内容から推測すると、三島さんは死ぬことを決めて綿密に計画をねった結果が、切腹と介錯だったのではないか。そうすれば瞬時に、したがってかなりラクに、しかも世間に衝撃を与えて死ぬことができる、と考えたのではないでしょうか。――切腹・介錯という手段は奇抜ですが、広い意味での安楽死にふくめていいような気がします。

真剣に、自殺願望を語る人たち

ぼくはこの一件から、発作的にではなく、自殺する決意を長くあたためたのちに実行する人がいることを確信しました。それが後年、自殺願望を語る人と対面するとき、まずは耳を傾けようとしてきた理由です。

とはいえ、慶應大学病院時代は、元気なうちに自殺したいと申しでる患者さんはいませんでした。いま考えれば、診察室には研修医やナースが常在しているため、話しにくい雰囲気があったのかもしれません。

ところが自分でセカンドオピニオン外来をひらいてみると、自殺願望を口にだす人が訪れるようになったのです。代表的なケースを紹介します。

【Aさん・53歳・女性】

Aさんは小学生のとき友だちと遊んでいて事故にあい、首の骨が折れて四肢マヒになりました。以来、両手両足をピクリとも動かせず、お母様がつきっきりで食事、排泄《はいせつ》、入浴、着替えなどの面倒をみてこられました。

――それから40数年、お母様も高齢になり、がんの疑いがでてきて、お二人の不安が募ってきました。

自分が死んだら、この子はどうなるのだろう。母が倒れたり亡くなってしまったら、自分はどうしたらいいのか。もし面倒をみてくれる人がいても、いま母親がしてくれているような手厚い介護はとうてい望めない。それどころか以前、入院したときのように陰で虐待されるのでは。何をされても、指一つ動かせないのに……。

それで「一人とり残されたとき、ラクに確実に死ねる方法はないか」と尋ねるため、遠くから飛行機で、ぼくの外来に来られたわけです。

しかし、ぼくは名案を提示できませんでした。

ある市販のクスリを多量に飲めば肝臓がやられて肝不全でスッと逝けるなど、ラクに死ぬことができる方法はいくつかあります。でも四肢マヒの場合には、いっさいの動作ができないので、自殺の実行はほぼ不可能なのです。

ドラマなどでよく見聞きする、舌を噛み切る方法ではどうか。実際、三島由紀夫さんも介錯が失敗して何度も刀を打ちつけられていた間、舌を噛み切ろうとしたと聞きます。

しかし、もし舌を噛み切れても、失血死するほどの大量出血はまず生じません。血が喉に流れこんで固まれば、少量でも窒息する可能性はありますが、実際には神経反射によって咳がでて、血を吹き飛ばしてしまうでしょう。

したがってAさんが確実に自殺しようと思ったら、お母様が元気なうちに手伝ってもらわなければならないことになります。でも、お母様が元気なうちに自殺する気になるかどうか……。これという方法を提案できず、落胆するお二人をみて、ぼくの胸も痛みました。

障害があって自分では実行できない場合に、家族ではなく知人に手伝ってもらって自殺をとげる方もおられます。思想家であり評論家である、元東大教授の西部邁《すすむ》さんのケースをみてみましょう。

西部邁の「自裁死」

２０１８年1月21日、東京の多摩川で西部さんの水死体がみつかりました。ずっと以前から「自裁死」の決意を公言されていたので、覚悟の入水自殺だとみられていました（享年78）。

ところが4月になって西部さんの知人二人が、自殺を手伝ったとして逮捕されたのです。遺体が流されて行方不明になるのを防ぐためでしょう、西部さんは土手の樹木にロープを結んだ姿で発見されましたが、彼は神経障害のため手が不自由でした。それなのにどうしてロープを結べたのか、と警察が捜査していたようです。二人は手助けしたことを認めました。

ことの是非はともかく、自殺することを他人に納得させ、実行を手伝ってもらえるというのは、すごいことです。西部さんは、よほど人間的な魅力にあふれた方だったのでしょう。一方、犯罪者になることを覚悟して自殺を手伝った知人二人の胸中や、ご家族のことを思うといたたまれません。

西部さんが自殺を決意した理由はなんだったのか。おそらく単一ではないと思いますが、医療との関係では、以下のように述べています（『保守の真髄』講談社現代新書）。

・自然死と呼ばれているもののほとんどは、じつは偽装なのであって、彼らの最後は病院に運ばれて治療や手術を受けつつ死んでいくということなのである。
換言すると自然死と呼ばれているものの最終段階は「病院死」にほかならないと

いうことだ。そして瀕死者にとっての病院は、露骨にいうと、死体製造（および処理）工場にすぎない。
・結論を先にいうと病院死を選びたくない、と強く感じかつ考えている。おのれの生の最期を他人に命令されたり弄《いじ》り回されたくないからだ。
・まずもって病院死には、病人にとって制御・選択の困難な多種多様なプロセスが生じうる。それに応じて死にゆく者は、みずからの苦痛や不安といった（人にみせる種類のものではないという意味での）醜態をみせるということが少なくない。

同感です。病院で死んでいくことは、本人にとっても家族にとってもつらら過ぎます。ただ西部さんについては、少し誤解があったようです。

というのは、病院に自然死がないのはそのとおりなのですが、病院の外には、いまでも自然死が少なからずみられるからです。たとえばあとで述べる「老衰死」は、自然死であることが多いのです。みんなが自然に死ぬことができ、西部さんのように自殺を考えなくてよい世の中にしたいものです。

さて、入水自殺というと苦しいようですが、手伝ってもらえば案外、短時間で亡くなることができます。水中に沈められると、空気を吐きだした直後に肺に水が吸いこまれます。そのためからだは酸素不足になり、数十秒で意識を失うからです。したがって西部さんの自裁死は、広い意味での安楽死をはかったもの、とみることができるでしょう。

「自殺ほう助」は法に触れる

西部さんの知人二人は、西部さんの願いどおりに〝安楽死〟を手伝っただけなのに、なぜ逮捕され、裁判にかけられるのでしょうか。それは刑法に、自殺への関与を罰する条文があるからです。

つまり刑法は「自殺ほう助」を6カ月以上7年以下の懲役または禁錮《きんこ》に処すと定めています。「ほう助」というのは、手助けするという意味の法律用語です。

他方で、自殺や安楽死する本人は、かりに失敗して生きのびても、犯罪にはなりません。刑法に自殺を罰する条文がないからです。自殺や安楽死を本人の側からみれば、自由に実行していい放任行為であるわけです。

肝心なのは、他人が安楽死を手伝った場合に自殺ほう助罪にとどまるのは、本人の行為が自殺と認定された場合です。医師が患者を安楽死させるケースのように、いわば「他殺」行為の場合には、「殺人罪」になる可能性があります。

海外でも同じです。医師が殺人罪に問われずにすむように「安楽死法」や「尊厳死法」が制定されている、という一面があります。

スイスで自殺したデービッド・グッダルさんは、薬物を注入するための注射装置のコックを自分でひらいたことは前に述べましたが、それにより自殺であることが明白になり、薬物を用意した医師は「ほう助」をしたと認定されます。

これに対しオランダでは、注射装置のコックを医師がひらいて薬液を注入することを認めています。スイスだったら「殺人罪」として処罰されるでしょう。

日本には、安楽死に関与した医師を免責する法律はありませんが、医師が罪に問われない要件を判決が定めています。

東海大安楽死事件

事件は1991年4月に、東海大学医学部の付属病院で起きました。

58歳の男性・Bさんは、1年前に「血液がん」の一種である「多発性骨髄腫」と診断され、抗がん剤治療を受けてきました。しかし、がんの進行はとまらず、再入院して治療しても病状は悪化する一方で、事件の数日前から、意識レベルが低下して呼びかけにも応じない「こん睡状態」になっていました。

事件当日、Bさんの意識状態はさらに悪化し、それまでとは違う、あえぐような息づかいがみられるようになりました。人が死亡する直前によく生じるタイプの呼吸で、意識がない患者本人はなんら苦痛を感じていないのですが、そばにいる人には患者が苦しんでいるようにみえます。

それでBさんの息子は「ラクにしてほしい」と担当医に強く要望しました。担当医は点滴や、尿道に入れた管（尿道カテーテル）を外すなどしたものの、息子さんは納得せず、

「先生は何をやっているんですか。まだ息をしているじゃないですか。早く父を家に連れて帰りたい。どうしても今日中に家に連れて帰りたい。なんとかしてください」

と激しい調子で迫りました。

担当医は困惑しつつも、拒めない気持ちになり、薬物を注射してBさんを即死させました。

裁判所は安楽死が許容される条件を示しつつ、本件はそれに当たらず、担当医は殺人罪になると判決しました。ただし執行猶予がつきました。

安楽死が認められる条件とは

裁判所が示した、安楽死と認められ、医師が無罪となるための要件は次の４つです。

①耐えがたい、激しい肉体的苦痛に苦しんでいること
②死が避けられず、その死期が迫っていること
③肉体的苦痛を除去・緩和するために方法を尽くし、ほかに代替手段がないこと

④生命の短縮を承諾する、患者の明示の意思表示があること

この4つは現在も「人の死期を早める行為」が安楽死と認められる基準になっているると考えられます。しかし判決が前提としているのは、従来型の安楽死です。新しいタイプの安楽死や、尊厳死のように広い意味での安楽死を対象としていません。

この4要件の中でいちばん大切なのは、④生命の短縮を承諾する、患者の明示の意思表示があること、でしょう。ただしこれは医師の行為とその免責が問題となった判決なので、「承諾する」という語を用いています。

これからの時代の安楽死は「生命の短縮を『希望』する、患者の意思表示」でなければならないと思います。そして尊厳死などをふくむ広い意味での安楽死すべてにおいて、この要件が必要になります。

これに対し、①や③が前提とする「耐えがたい激しい肉体的苦痛」は、従来型の

安楽死には必要な要件ですが、精神的苦痛に対する安楽死には不要なものです。

最後に、②死が避けられず、その死期が迫っている、という要件ですが、精神的苦痛に対する尊厳死との関係では、これは不要でしょう。

そもそも「死が避けられない」とか、「その死期が迫っている」というのは、あいまいな用語であり、具体的にその場合に当たるのかを判定することが難しい。人間はいつか亡くなる死亡率100%の存在なので、全員が「死が避けられず」という要件に当たるとも考えられます。

ところで、「安楽死」という用語は語感が悪いからでしょう、安楽死するための法律を「尊厳死法」と言い換えているケースがあります。たとえば米国です。

米国であった、合法的な安楽死

2014年1月、米国カリフォルニア州在住の女性、ブリタニー・メイナードさんは29歳で脳腫瘍を発症し、開頭手術を受けましたが、4月には再発。脳腫瘍の中でも最悪といわれるグリオブラストーマ（神経膠芽腫《こうがしゅ》）でした。

医師からは「余命半年」と告げられ、ブリタニーさんは安楽死を決意します。しかしカリフォルニア州には、安楽死を認める法律がなかった。そのため、米国で最初に「尊厳死法」を制定したオレゴン州に移住し、その年の11月1日、家族らに見守られる中、医師からクスリを手渡され、それを飲んで旅立ちました。――最後の言葉は「さようなら、すべての親しい友人や、私が愛した家族。今日は、末期の病に直面した私が尊厳をもって死んでいくために選んだ日です……」というものでした（享年29）。

このようにオレゴン州の尊厳死法は、実質的には「安楽死法」です。しかしオレゴン州の当局者は、この法律は安楽死を認めるものではない、といっています。その見解によると、医師が注射をすれば安楽死、患者が渡されたクスリを飲めば尊厳死、だというのです。

安楽死と尊厳死は紙一重

これは前述した、薬物をつめた注射器のコックを医師がひらけば殺人で、本人がコックをひらけば医師は自殺ほう助になるという区別と同じですね。――いわば定義の問題であり、安楽死したい人にとっては、どうでもいいような話にも思えます。

しかし「尊厳死は許されるが、安楽死はダメ」と主張すると、弊害がでてきます。

尊厳死を広めようとしている「一般財団法人 日本尊厳死協会」がその典型です。「協会は安楽死を認めていません」「日本社会には安楽死を認める素地はないと言ってよいでしょう」としているのです（日本尊厳死協会 公式HP 2018年8月3日時点）。――橋田壽賀子さんが安楽死をあきらめたというのも、こういう反対論が一因でしょう。

けれども安楽死と尊厳死は、これまで説明してきたように、一方がダメで他方は推奨される、と白黒つけられる性格のものではありません。その境界はあいまいで微妙なのです。現に日本尊厳死協会は、発足当時「日本安楽死協会」を名乗っていました。

第2章　日本で実施されている〝安楽死〟

実質的な安楽死

鎮静（セデーション）と聞いて、ピンとくる読者は少ないでしょう。

鎮静とは、末期がんの患者に「耐え難い苦痛」があって、それを和らげる方法がほかにないとき、「麻酔導入剤」を点滴して意識レベルを落とし、つまり眠らせて、苦痛を感じないようにする処置です。

臨床現場で実施されているのは「持続的な深い鎮静」。ずっと点滴が続くので会話はできなくなり、亡くなるまで目覚めることがありません。そして寿命は、鎮静をしないときより早くに尽きます。

まずは事例を紹介しましょう。ぼくが慶應大学病院を定年でやめる前に経験したケースです。

【Dさん・53歳・男性】

大商社のエグゼクティブとして活躍していたDさんは、大腸がんを発症し、別の病院で手術。やがて肝転移と骨転移が生じました。抗がん剤と、その頃「夢の新薬」だと脚光をあびていた、分子標的薬の「アバスチン」を何度も打ちましたが効果はなく、骨転移の痛みは悪化する一方でした。

ぼくはDさんの友人である、慶應義塾のお偉いさんから依頼を受け、入院させて鎮痛剤のモルヒネを飲ませる一方、骨への放射線治療をはじめました。いわゆる緩和治療です。

ところが病棟ナースたちは、Dさんをもてあましました。いつもイライラして、ささいなことで爆発するからです。どなりちらすだけでなく、つかみかかったりなぐったり、暴力もふるう。Dさんは順風満帆だった人生が暗転し、社会復帰の見通しもたたず、心の余裕がなくなっていたのでしょう。同情すべき点は多々ありますが、ナースをなぐるというのは前代未聞です。――ぼくはDさんと話し合い、ナースからの苦情は減りました。

放射線治療が終了する頃には、骨の痛みはよくなり、モルヒネもぐっと減らせました。するとDさんは「また抗がん剤をやりたい」といいだしたのです。

ぼくは「前の病院での抗がん剤やアバスチンが効かなかったから、痛みが強くなったわけでしょう。それらは無意味で、副作用が強く有害です」「あなたの肝転移はまだ小さい。抗がん剤さえ打たなければ、副作用で死ぬことはなく、確実に1年以上生きられるでしょう」と説明したのですが、聞く耳もたず。抗がん剤を打ってもらえるからと、元の病院へ戻りました。

まもなくその病院の担当医から連絡がありました。――前と同じ抗がん剤とアバスチンを1回打ったあと、痛みや不穏(落ち着きがなくなったり、暴れたりすること)が生じ、家族と相談して鎮静のための点滴をはじめ、数日後に永眠された、と。転院後1カ月たらずの命でした。

後日談があります。Dさんの奥様から「なぜ夫はあんなに早く亡くなったのでしょうか?」との問い合わせがあったのです。ぼくは「鎮静がおこなわれたからです。鎮静すると早くに亡くなるのです。担当医は奥様と相談したうえで実行したといっていますが……」と返事しました。

その後奥様は、慶應の入院カルテのコピーを求めてきました。夫の死を納得していないこと、鎮静について詳しい説明がなかったことは明らかです。もちろんカルテは全部、コピーしてお渡ししました。

厄介な患者は「眠らせてしまえ」

はっきりいって、Dさんは「厄介払い」されたのでしょう。

Dさんにみられたという「痛みや不穏」は、抗がん剤やアバスチンがきっかけでしょう。前述のように慶應入院時にも痛みと不穏はありましたが、退院時には落ち着いて、抗がん剤とアバスチンのあとにぶり返したのですから。

別の理由はDさんの「治りたい」「仕事に復帰したい」という強い願望でしょう。それが痛みや不穏に輪をかけたのではないか。

Dさんの、抗がん剤やアバスチンへの期待が強過ぎたことにも留意すべきです。じつはこれらに延命効果はまったくないので、期待が空回りして穴に落ちた格好です。――抗がん剤が無意味・有害であることは『抗がん剤は効かない』(文藝春秋)に記しました。アバスチンの無効については、ぼくのホームページで解説しています(近藤誠がん研究所HP「重要医療レポート⑨がん新薬の闇」https://kondo-makoto.com)(以下「近藤誠HP」と略す)。

ともかく担当医は、痛みや不穏に対処する知識や技術をもたず、同情心もなく、「うるさい患者」「面倒なやつ」としか思わなかった。それで「眠らせてしまえ」となって、鎮静を実行し、ケリをつけたのでしょう。――これは立派な「未必の故意」による殺人であるように思います。

しかし担当医には、罪の意識はなかったのではないか。日本の医療現場では、鎮静があまりにありふれた行為になっているからです。

鎮静は、Dさんがそうであったように、がん治療病棟でもおこなわれますが、末期がん患者があつまる緩和ケア病棟（ホスピス）や、在宅緩和ケアのクリニックで実施されることが最多でしょう。以下では、ホスピス医たちの報告（論文）にもとづいて、鎮静の何が問題なのかを考えていきます。

異常に高い「鎮静率」

鎮静の大きな問題点は、施設により医師により、実施する頻度に大差があることです。

死亡した患者のうち、直前に鎮静を受けていた割合を「鎮静率」とすると、低いところで7%、高いところでは68%と報告されています。――高いのと低いのと、どちらが妥当なのでしょうか。

日本の58の緩和ケア施設の実績では、末期患者1827人のうち、鎮静を受けたのは269人。鎮静率は15%です(Lancet Oncol 2016;17:115)。――日本の平均が15%であるのに、68%の鎮静率というのは群をぬいています。(念のためいうと、ぼくは「15%なら妥当」と考えているわけではありません。)

68%というのは「淀川キリスト教病院ホスピス」が報告した、「死亡直前における末期癌患者の耐え難い苦痛にいかに対処するか?」という論文中にあった鎮静率です(死の臨床 1995;18:48)(以下では「68%論文」)。

日本緩和医療学会は、2010年に「苦痛緩和のための鎮静に関するガイドライン」を作成し公表しています。その中では、鎮静を開始する要件として「耐え難い苦痛があること」としています。では「68%論文」では、どうなっているのでしょうか。

緩和ケアで対応できるのではないか

その論文では、1994年4月からの1年間、ホスピスから死亡退院した末期がん患者202人のうち、138人に鎮静がおこなわれています。これが「68%」の意味です。138人に実施された鎮静の理由としては、

・全身倦怠感　79人（57・2%）
・呼吸困難　35人（25・4%）
・肝不全による不穏・興奮　14人（10・1%）
・衰弱による不穏・興奮　8人（5・8%）
・末期における緩和困難な疼痛《とうつう》　2人（1・4%）

となっていますが、違和感を覚えます。これらの症状はすべて、医療者が適切な対処をすれば和らげることができるからです。

現に、在宅緩和ケアの経験が豊富な大岩孝司医師は、共著『その鎮静、ほんとうに必要ですか』（中外医学社）の中で、

「〝耐え難い苦痛が原因で生きる希望をなくした〟という患者を知らない」

「耐え難い苦痛で苦悩している患者を緩和することは、十分に可能である」

と述べています。――ぼくは慶應大学病院時代、数多くの末期がん患者を看取ってきましたが、大岩医師がいうように、「耐え難い苦痛」を訴える患者を知りません。

要するに「68％論文」のホスピスは、必要もない患者に鎮静を実施してきた、と考えざるをえないのです。そこで研修を受け、先輩たちのやり方を身につけた若い医師たちが、全国のホスピスに散っています。――それが、鎮静が当然のような風

潮が緩和医療界に醸成された一因でしょう。

ただしぼくは「必要性がない状況下で、医師が主導して鎮静することは問題だ」といっているだけで、患者自身が鎮静を希望することは許されると思っています。

外科医からホスピス医に転じて2500人以上のがん患者を看取ってきた小野寺時夫医師は、自身の終末について「不穏や徘徊がひどいとき・不眠のときは薬を十分に出してください。寝たきりになったら鎮静をしてください」と、意思を表明されています。

肉体的な苦痛はないけれど……

ぼくのセカンドオピニオン外来に来られるがんの患者さんに鎮静の話をすると、「それはよろしいですなぁ」「私もいよいよとなったら、鎮静を受けて早く旅立ちたい」とおっしゃる方が何人もおられます。

これは、先に述べた意味での鎮静ではありません。格別の苦痛がなくても早く死にたいという意味なので、広い意味での安楽死です。

そういう人たちは、痛みや苦しみがあったとしても、モルヒネなどできちんととり除かれていることを前提に話していましたから。

ただし、精神的苦痛はありえます。そしてそれが、耐え難いレベルになることもある。

【Gさん・65歳・男性】

Gさんは前立腺がんで骨転移が全身にひろがり、あるとき突然、背骨がつぶれて、下半身がマヒしました。病院に入院してもマヒは治らず、痛みはモルヒネなどで完全に抑えこめたものの、死ぬのを待つだけの状態でした。

Gさんは運命を受け入れたものの、マヒのためナースや介護職員に下《しも》の世話をしてもらわなければならない悔しさ、恥ずかしさが耐え難かった。彼はぼくの本を読んで鎮静について知っていたので、「どこか鎮静してくれるところを紹介してください」と、代理で奥様をぼくの外来に遣わしたのです。

ぼくは困り果てました。これは鎮静ではなく「肉体的な苦痛はないけれども安楽死させてほしい」という依頼ですから……。奥様と相談し、もしかしたら鎮静名目で死期を早めてくれるかも、と思うホスピスを紹介しました。

でもやはり、鎮静はしてくれませんでした。ただスタッフが温かく、それまでいた病院よりは快適で、転院したことには満足しておられたようです。Gさんは、数週間して亡くなられました。

このように、緩和ケア病棟（ホスピス）の場合、肉体的苦痛もない入所したての患者に「鎮静をお願いします」といわれても、応じることはないでしょう。施設には多くの医師やナースがいて、全員の了承を得ることはほぼ不可能だからです。Gさんのような患者さんに鎮静をおこなったら、だれかに告発されてしまうでしょう。

では、医師と1対1の関係を築ける在宅緩和ケアの場だったら、どうなるか?

在宅緩和ケア医による〝安楽死〟

ぼくは情報収集の手段としてネットも活用していますが、最近、ある在宅緩和ケア医の文章を読んで、結構驚きました。時代はここまで来たのか、と。とても長いので、ポイントと思う部分を紹介します。(新城拓也「薬の力で、最期は苦しまず、眠るように逝きたい――患者の思いを叶える、医師の葛藤」BuzzFeed News 2018年3月3日)。

【記】

（状況説明：「ミノルさん」は、治療法がなくなった末期がん患者で、総合病院から在宅ケアに移行しました。お腹の中にできたがんが大きくなったせいで食べたものが入っていかず、吐いたりして苦しんでいました。）

私（注：新城医師）が午前中診察したときは、もう胃の中のものを全て吐き出してしまい、すっきりとした様子でした。苦しみは自ずと過ぎ去り、ミノルさんはほっとした様子でした。

「昨日から急に吐き気がひどく、食べたものも全部吐いてしまった。自分でも分かる。もうそろそろ終わりが近づいているんだと思う。先生、以前話してくれた方法で、もう苦しくないようにしてもらおうかと思っているのだが」

以前話した方法とは、がんの苦しみが、度を超してしまい、もうなす術がなくなったときの治療のことです。

【中略】

ミノルさんのように、強い苦しみを体験していない状態で、「鎮静」を求められることはほとんどありませんでした。穏やかな話し方で冷静に、「鎮静してほしい」と患者から頼まれることも、「妹と最後に話したらもう鎮静してほしい」と、治療を始める時期を患者自らが決めて、はっきり意思を伝えられることは今までになかったのです。

【中略】

私は一目で、今のミノルさんは、強い肉体の苦しみも、また追い詰められた心の苦しみもないことを察しました。

「(略)ミノルさん、本当におっしゃっていたように、今から眠れるように薬を使っても良いのでしょうか。私の見立てでは、今それほど苦しんでいないように見えるのですが」と問うと、ミノルさんは、奥さんの顔を見つめたままこう言ったのです。

「先生、今日が丁度良い日です。もうやり残したことはありません。やっておきたいこと、伝えておきたいこと、全て終わりました。この先、もうそれほど時間はないと思います。もう少しも苦しみたくないのです。先生お願いします。もう眠らせて下さい」

そして、ミノルさんは「最期は苦しまず、眠るように逝きたいのです」とはっきりと言ったのです。

（略）私は、しばし心の中で葛藤しました。

いつものように、苦しみが強い状態になったときに初めて、眠らせるべきではないのか。

いや、本人が眠らせて欲しいというからには、それに従うべきではないのか。

今からやろうとしていることは、本当に苦しみを救う方法なのだろうか。

自分の人生を、そして死をコントロールしたい気持ちに応えているだけなのではないか。私はもう一度ミノルさんに問いかけました。

「今の状態で薬を使うと、恐らくもう周りの人と話すことはできなくなると思います。本当に最後になると思うのです。それでも、眠りたいと思っているのでしょうか」

ミノルさんは、「もういいんだ。もう話せなくていいんだ」と決心は変わりませんでした。

【中略】

私は覚悟を決めました。

いつものように、薬で眠ることはしばらく考えてもらい、今この場で鎮静を始めないこともできる。でも、また次に相当苦しんでからやっと鎮静を始めるというのは、本当に良い治療と言えるのだろうか。

確かにミノルさんの言うとおり、もう残された時間はほとんどないのだ。例え薬で眠ってしまうことで、何日か早く死を迎えることになったとしても、その時間の違いはわずかだろう。やはり、少しも苦しまずに最期を迎えたいというミノルさんとそして奥さんの思いに応えよう、そしてそれができるのは、今ここに居る自分しかいない。

私は覚悟を決めたものの、一抹の迷いから、最後に一緒に居る看護師に話しかけました。「やはり他にもう方法はないのだろうね」。

しかし、看護師は何も答えずただ私の顔を見ているだけでした。

そして、私は決心して鎮静を始めました。

【中略】

私は、少しずつ睡眠薬を点滴し始めました。ミノルさんは、5分もしないうちに眠りについてしまいました。息づかいは穏やかで、規則正しいものでした。眠ったあともしばらく部屋に留まり、睡眠薬が過量になり呼吸が止まってしまうことのないように、投与量を微調節し続けました。
そして、何度かミノルさんに声をかけましたが、返事がなく眠り続けていること、息づかいが変わらないことを見定めて、私も看護師も帰途につきました。最後に見たミノルさんの表情は、全く苦しみがないことが、はっきりと分かるものでした。ミノルさんの左手はもう、奥さんの手を握り返す力はありませんでした。ミノルさんが亡くなったのは、翌朝でした。

【以下、略】

この新城医師は、患者想いのいいお医者さんですね。ぼくも末期がんになったら、こういう方に診てもらいたいと思います。
ただ、これは鎮静ではなく、実質的な安楽死なので、いろいろな議論があることでしょう。でも、一部の患者さんが安楽死したいという気持ちをもつことは当然ありうるし、その場合、患者さんが安楽死することも、その実行を医師に依頼することも犯罪ではない、という点は銘記すべきです。

だからミノルさんの働きかけは完全に許される。問題は、その依頼を受けた医師が安楽死を実行するか否かです。——これは推測になりますが、こうした実体験がネットに登場するのは、現在の風潮を反映しているのだろうと思います。言い換えると日本でも現在、ひそかに安楽死が実行されている、同様の事例は多々あるのではないか。

こうした事例が社会に容認されるなら、ボケや加齢を理由としての「鎮静」ないし「安楽死」も、法律の助けなくして実行されうるだろう、というのがぼくの見立てです。

第3章　延命治療で失われる「尊厳」

救命されることは「ラッキー」なのか

人生の重大事や災難は、しばしば突然やってきます。

高齢者に多いのは、市町村の健診や人間ドックで「がん」と診断される。

脳卒中や心筋梗塞などで意識を失って倒れる。

ただし病気の種類によって、終末期のプロセスや問題点が大きく異なります。

がん（悪性腫瘍）になった場合は、苦痛なく長生きするのが目標になりますが、そのためにどうしたらよいかは、本書の後半でくみとれるようにしました。本章では脳卒中や糖尿病など、いわゆる「良性疾患」で倒れた場合を検討していきます。

どこで倒れても、近くに人がいれば救急車が呼ばれて病院に搬送され、集中治療がはじまります。――人工呼吸器、点滴の管、心電図モニターなど何本ものリード線、尿道カテーテルなど多くの管が装着され、いわゆる「スパゲッティ症候群」となります。――そうした懸命の努力をしても、多くの人は亡くなります。

そうだとすると、救命されたらラッキーなのか？

良性疾患で倒れ、救急車で運ばれた場合、どんな事態が生じうるのか、脳梗塞の事例をみてみましょう。


【Cさん・91歳・女性】

Cさん、1926年生まれ、女性、本書執筆時は91歳。

2011年、自立型老人専用マンション入居。

14年、パーキンソン病を発症し、介護が必要になり、同年、介護つきの老人施設に入所。

16年5月、施設で脳梗塞を発症し、救急病院へ。状態が落ちついたので、同月、「慢性期医療」をうたう病院に転院。

マヒが残り、飲む、食べるが自力でできなくなりましたが、皮膚と胃に穴を開けてチューブから栄養分を流しこむ「胃ろう」は家族が拒否。栄養を点滴で補給することには同意しました。それから2年間、ほぼ安定した状況が続いています。

いまも寝たきり状態で、自分では寝返りも打てないし、会話もできない。しかし、話しかけたり写真をみせたりすると、視線を動かし、表情が微妙に変化するので、ある程度の意識が残っているのだろう、と家族は判断しているそうです。

担当医からは当初、「いつ何が起きてもおかしくない状態」といわれましたが、2年間、容態が急変したことはありません。

少しでも意識があるとしたら、本人はどう思っているのでしょう。生きていることに感謝しているのか、それとも絶望しているのか。

家族は思い悩みます。いったん点滴をはじめたら、管を抜けば殺人罪に問われることもある。最初に点滴に同意しなきゃよかった、というのが、正直な思い。

健康保険の通知書をみると、ひと月当たりの医療費（患者負担額ではなく、病院の収入額）は60万円超。2年間で1500万円！

寝たきりで食事もとらず、ナースコールを押すこともない患者は、病院にとって手のかからない「上客」なのだろう。家族はいま、そう考えているそうです。

延命治療の中止は可能か

救急車を呼んで一命をとりとめると、家族は「救命できてよかった」と思うものです。でもCさんのように入院が長くなると、だんだんシビレがきれてきます。

目の前で人が倒れて救急車を呼ぶとき、いったいだれがこういう悲劇を予想できるでしょう。

救急車を呼んだ場合のデータをみると、意識を失って搬送された高齢者が100人いると、完全に回復して家に帰ることができるのはたった数人。ほかは、①亡くなる、②マヒを残したりして、日常動作が不自由になる、③寝たきりになる、のいずれかです。
救急車を呼べば、亡くなる人（①）を多少減らせる代わり、からだの不自由な人（②と③）が増えます。
――それはつらい。自分はリハビリも寝たきりになるのも嫌だから、倒れても救急車を呼ばないでほしい。あなたがそう願ったとしたら、どんな準備が必要でしょう。

それ以前に「救急車が呼ばれるような事態」……脳卒中などの発症をなるべく遠ざけるために、日々どんなことを心がけたらいいのでしょうか？

本章では、人工呼吸器や栄養点滴などをつけられた人が、それを外すことができるのかどうかを考えていきます。――これが本来の「尊厳死」の問題です。前章で紹介した、安楽死法のことを「尊厳死法」と呼ぶ場合とは状況が異なるので、注意してください。最初に人工呼吸器の問題をとりあげます。

米国・カレン事件と判決

1975年、米国のカレン・クィンランという21歳の女性が事故によって脳に障害を受け、植物状態になりました。両親は、人工呼吸器を外してほしいと病院側に頼んだのですが、担当医は拒否。両親が裁判所に訴えでました。

第一審では、人工呼吸器を外すことは「殺人」に当たりうるとされました。しかし上訴を受けたニュージャージー州の最高裁判所は、両親がカレンさんの代理人として、人工呼吸器を外すことができると判決しました。人には自分にかんすることがらを自由に決める権利があり、呼吸器を外すこともできる。本人が意思表示できない場合には、その権利を代理人が行使すればよい、としたのです。

この判決以降、「死の自己決定権」や「尊厳死」を認めることが世界的な潮流になっていきます。人工呼吸器を外すことは、その象徴だったのです。

もっともその頃、米国の「病院の外」では、カレンさんのような植物状態になった人への栄養補給をだんだん減らしていき、栄養失調にして永眠に導くやり方が、普通にみられたようです。

カレンさんの場合には、「尊厳をもって死ぬ権利」があるとして人工呼吸器を外すことを真正面から要求したため、病院の医師が態度を硬化させ、裁判沙汰になってしまった。カレンさんをまず病院外の施設に移し、そこで自然な死を迎えさせればよかったのではないか、との意見があります。次に日本の状況を考えてみましょう。

「末期患者の人工呼吸器を外しますか」

日本では現在でも、一度つけられた人工呼吸器を外すことはきわめて難しい。担当医が反対・抵抗するのです。でも一部には、人工呼吸器を外す方向で考えよう、という動きがあります。

なぜ人工呼吸器が外せないのか、全国の医師にインタビューした調査研究があります（会田薫子著『延命医療と臨床現場』東京大学出版会）。

その研究では、救急医療にたずさわる35人の医師に、

「あなたは、末期患者の人工呼吸器をはずしますか」

と尋ねています。

回答をみると、日常診療上の選択肢の一つとしている医師はいませんでした。

「一度、人工呼吸器を着けてしまったら、良くならない限りは外せません。無理やり外すというのは、いろいろと難しい問題があるんで、外さないんです」

というのが代表的な意見のようです。

ただこれは、「医師の側からは自発的・積極的には動けない」「家族の働きかけがあったら、話は別です」といっているようにも聞こえます。

この調査では、患者の家族の意向をくんで人工呼吸器を中止した経験がある医師

は4名でした。そのうちの一人は、

「家族はね、患者が変な状態で助けられると困るんですよ。長期に植物状態になったりとかね。だから、家族みんなが望まないんだったら、望まれないまま生かされているのは患者本人にもかわいそうだから、という話をして、最期を決めます」と。

こういう医師がいることを知って、ホッとする人は多いでしょう。

これは2006～07年にかけての調査ですが、最近の状況にかんしては、NHKが報じています（クローズアップ現代＋「人工呼吸器を外すとき――医療現場 新たな選択」2017年6月5日放送）。

番組では、「今、救急医療の現場で、かつてタブー視されていた延命治療の中止を実践する動き」がひろがっていると説明。ある大学病院の救命救急センターに密着取材し、センター長のこんな声を紹介しています。

「昔は何でもかんでも助けてしまって、気管切開と経鼻胃管からの栄養で、命は助かりましたよ、よかったですね、じゃあ次の病院でお願いしますという話になっていた。

現実の話、それで(患者)本人が納得しているか。家族がそういった本人の姿をどういうふうに感じているか、割と置き去りになっていたかもしれない。先のばしにするのはやめて、我々はできる範囲で我々の責任の中で、その(医療を中止する)責任を全うしたい」と。

これは医師の側から治療中止を提案するという、新しい動きですが、このようなとり組みは日本全体では「本当にわずか」だと、番組に出演した研究者が述べています。

日本にはびこる延命至上主義

なぜ日本では、医師が人工呼吸器を外すことに躊躇《ちゅうちょ》するのでしょうか。

一つにはこの問題に限らず、医学生時代から「何がなんでも命を救え」という「延命至上主義」にどっぷりつかってきたため、治療を止めたり差し控えるという考えになじめないことが挙げられるでしょう。

第二には、点滴など数ある延命措置の中でも、人工呼吸器はとくに難しい。自発呼吸がないので、とり外すと数分で死亡するからです。――呼吸器を外してすぐに死なれてしまうと、あたかも人を殺したような格好になり、心理的抵抗感が大きいのです。

これに対し点滴の中止であれば、数日から数週間かけてゆっくり亡くなるので、抵抗感は少なくなります。

そして、あまりいいたくないことですが、患者を延命させることが「メシの種」になっている、日本医療の現実が大きい。どういう状態でも患者さんが長生きしてくれると、病院収入が安定するのです。

ただ高齢者が増えたため、人工呼吸器をつけた患者も急増し、入院ベッドが埋まってしまい、新たな救急患者を受け入れにくくなった病院も増えました。そういうところでは、ベッドの回転率を考えて、人工呼吸器のとり外しを提案しだすことにもなります。

――医師たちの行動は、必ずしも人道的な動機にもとづくわけではないのです。

植物状態で「生かされ続ける」ということ

さてカレンさんは、その後どうなったのでしょうか。

じつはカレンさんは、人工呼吸器を外されたあと、なんと9年間も生き続けました。もし脳死だと、人工呼吸器を外すとすぐに亡くなるので、カレンさんは植物状態だったことがわかります。

その間カレンさんは、意識がないため目はうつろ、呼びかけへの反応はなく、口は半開きのまま。そこからよだれが垂れ流され、腕や膝は「くの字」に曲がったまま固まってしまい（拘縮《こうしゅく》という）、ときどき苦しそうなうめき声を発する、という日常だったそうです。植物状態だと、このようなみじめな姿になるのはほとんど必然です。

ぼくは機会をとらえては、いろいろな病院や介護施設を訪れて見学することにしているのですが、ある療養型病院を訪ねたときには唖然《あぜん》、茫然《ぼうぜん》としました。女性の6人部屋にいた全員が植物状態で、カレンさんのような姿でベッド上に横たわっていたからです。――医者は、患者の人間としての尊厳を尊重しないのか。人はこんな状態になってまで長く生かされねばならないのか、とショックを受け、涙がにじんできました。

そういう人たちが何年も生きるのは、いうまでもなく栄養補給が続けられるからです。脳がやられても、からださえ丈夫なら、栄養補給によって生き続けるので、関節も拘縮してしまうのです。これに対し、栄養補給を減らしていけば、あるいはストップすれば、患者さんは穏やかに亡くなります。

栄養補給は、尊厳死をとげるうえで大きな障害になっています。人工呼吸器について議論するだけでは足りないのです。――カレンさんのご両親は、人工呼吸器を外す決定をしたのに、なぜ栄養補給はやめなかったのか、とても不思議です。うがち過ぎかもしれませんが、裁判で全米の注目を集めたため、世間の目を気にしたのかな、と感じます。

栄養補給の方法はさまざま

栄養補給の問題を考えるには、その方法にどんなものがあるか、知っておく必要があるでしょう。以下、列挙します。

●スプーンによる食事介助……自力では食事がとれなくなっても、スプーンで口まで運んであげれば、嚥下《えんげ》反射があるため、ゴックンと飲みこみます。しかし手間と時間がかかるので、人件費が発生する病院や施設では難しい。

●経鼻経管栄養……チューブを鼻から食道、そして先端を胃袋の中におき、そのチューブは入れっぱなしにし、一日数度に分けて流動食を流しこみます。健康な人が鼻からチューブを入れたままにされると我慢できませんが、意識がない方だと、嫌がる仕草はみせません。

●点滴……通常「点滴」というと、腕の静脈に針をさす方法をイメージするでしょう。しかしこれだと、点滴成分の刺激によって静脈炎が起きやすいので、濃度の薄い点滴液しか入れられず、生存に必要な栄養量を補給できません。

●中心静脈栄養……点滴の一種ですが、心臓近くの太い静脈は血流量が多い。これが「中心静脈」で、そこまでカテーテルを入れて留置すると、濃い点滴液を入れても血管炎が生じない。十分な栄養量を確保できるので、前述した寝たきりのCさんのように点滴で長く生きている人は、たいていこの方法です。

●胃ろう……お腹と胃に小さな穴を開けてチューブを差しこみ、流動食を流しこむ方法です。一度開けた穴は、ずっと使えます。

病院や施設での栄養補給は、昔は経鼻経管栄養か中心静脈栄養が主でした。しかし胃ろうは一度つくると管理が簡単だし、患者側の負担も軽くみえるので、一挙に普及し、寝たきり患者の栄養補給は胃ろう一色となりました。

誤嚥性肺炎の真実

日本人の死亡原因が、2010年代に入って変化しています。1位「悪性新生物(がん)」、2位「心疾患」はここ20年変わっていませんが、3位「脳血管疾患」は11年に「肺炎」に抜かれて4位に後退しました。肺炎で亡くなる人は年々増える一方で、「肺炎になりやすい」とされる高齢者を不安がらせています。

しかし、この「肺炎」がまぎらわしい。みなさんがイメージする、風邪をこじらせたあとの肺炎などとは別ものだからです。

いまの肺炎死亡の大部分は「誤嚥《ごえん》性肺炎」です。——食べたものが食道ではなく気管のほうに入ってしまう「誤嚥」が生じ、肺に入った食物に細菌がとりついて、肺炎になるのです。

覚えておいてほしいのは「人工的に栄養補給をしている高齢者に、誤嚥性肺炎が生じやすい」ということ。スプーンで食べさせてもらうと、むせたりしてうまく飲みこめず、誤嚥しやすいですし、経鼻経管栄養や胃ろうでも、胃に入った流動食が食道のほうへ逆流して気管に入りやすく、誤嚥性肺炎につながります。

歌舞伎役者の十八代目中村勘三郎さんのように、がん手術の合併症として誤嚥性肺炎が起きて亡くなることもあります。

つまり統計上、肺炎が増えているのは、ボケなどによって人工的に栄養補給される人が増えたことの裏返しです。

たとえば脳卒中で亡くなると、死亡診断書には「脳卒中で死亡」と書かれ、それが国の死因統計に反映されます。しかしボケや寝たきり状態で栄養補給を受けていて誤嚥性肺炎で亡くなった場合には、肺炎で死亡したことになるのです。

脳卒中で栄養補給を受けている場合にも、誤嚥性肺炎が生じたそもそもの原因から「脳卒中で死亡」と書くのではなく、「肺炎で死亡」と診断書に書かれる人もでてきます。

そうすると、栄養補給をしなければ、誤嚥性肺炎も減るのでしょうか。——答えはイエスです。食べられなくなった人に栄養補給をしない社会習慣があるスウェーデンでは、寝たきり患者がいないし、誤嚥性肺炎もみられないといいます。

現場スタッフは延命を「受けたくない」

介護現場で働いている人たちは、どう考えているのでしょうか。

数年前、介護現場で働くナースたちにむけて講演したときに、ぼくはこう質問しました。

「もし立場が逆だったら、あなたがたが毎日おこなっている胃ろうなどの食事介助を、ご自分も同じように受けたいですか？　受けたい人は手を挙げてください」

100人以上いたナースのうち「受けたい」に手を挙げた人はゼロでした。

つまり介護現場で働くナースなどのスタッフは「自分はこんなことされたくない」と思いながら、胃ろうなどの食事介助にイヤイヤ協力させられているわけです。

患者本人が望まない食事介助を、だれが強いているのか。——栄養補給を指示する医師。よろしくお願いしますと頭を下げる家族。その背後には「どんな状況でも延命をはかるべき」「1秒でも長く生かすのが身内のつとめだ」という、日本人の昔ながらの固定観念があります。

胃ろうに対する考え方も変わってきた

そこに異をとなえたのが、特別養護老人ホーム医師・石飛幸三氏です。著書『「平穏死」のすすめ』（講談社刊）で「胃ろうをやめよう」「みんなが穏やかな最期を迎えられる国にしよう」と提案し、同著はベストセラーとなりました。

石飛氏の主張は多くの人に共感とともに受け入れられ、厚生労働省は胃ろうに健康保険が適用される条件を厳しくしました。――胃ろう反対論が世の中を動かしたわけです。

そして、終末期の栄養補給はむしろ患者を苦しめること、延命至上主義は間違っていることなどが、少しずつ介護現場に浸透していきました。「家族が同意するなら胃ろうも経鼻経管もつけず、本人の食べる意志と力にまかせる」という介護方針をとる施設もでてきました。

これに対し、病院ではまだまだです。実例を紹介しましょう。

【Fさん・64歳・女性】

糖尿病患者のFさんは、血糖値を下げるために飲んでいたクスリの副作用で「低血糖発作」が起きて、意識を失いました。救急車で運ばれたのですが、植物状態になってしまいました。

その病院から現在の長期療養型病院に転院した際、担当医から「植物状態で何も食べられないため胃ろうをする必要がある」といわれました。その言い方は一方的で、詳しい説明を求めても、「胃ろうをしなければ死んでしまう」の一点張り。やむなく胃ろうとなりました。

それから7年、同病院で植物状態のままです。昨年、夫とその兄弟が「こんな状態で生きているのは無意味。そろそろ胃ろうを外してほしい」と申し出たところ、医師は「そんなことをすれば殺人になる」「あなた方は私に殺人をすすめるのか」といって、いっさいとり合おうとしなかったと。

このままにしておけば金になる、という下心が透けてみえるものの、医師の「正論」にたてつくわけにはいかない。

夫はいま心身ともに疲労困憊《こんぱい》し、経済的負担ものしかかり、自分の無知の重過ぎる代償に打ちのめされていると聞きました。

ひどい話ですね。日本中にこういうケースがあふれ、国民医療費を増大させ、病院をうるおしているわけです。

病院経営のためのカラクリ

しかも担当医の恫喝《どうかつ》にはウソがまじっています。

先の救命救急センターのケースからわかるように、胃ろうと違い、外すと即死する人工呼吸器にかんしてさえも、刑事責任は問われない時代になっているのです。担当医の「そんなことをすれば殺人になる」という激しい言葉は、胃ろうを続けるための「口実」でしかないわけです。

他方で、家族からの要求で胃ろうにしなかったり、外した場合には、「それがダメなら別のやり方があるさ」とばかりに、経鼻経管栄養や中心静脈栄養をする病院も少なくありません。本章冒頭で紹介した91歳のCさんがそうでしたね。

――栄養補給をしないと、患者さんは2週間程度で亡くなる。それでは病院やクリニックがつぶれてしまう。なんとしてでも長生きしてもらわねば。これが、〝延命至上医師〟たちの本音でしょう。

ぼくの知人はこんなことを述べていました。

「母を転院させるために見学に行った療養型の病院で『患者さんから月20万円ぐらい払ってもらっても、車いすを押したり、食事の介助で手がかかると、実質大赤字』という内緒話を聞きました。病院も、寝たきりで生きのびてもらうのがいちばん助かるんですね。本人も家族もつらいだけの終末医療に税金がジャブジャブ使われている」と。

日本の健康保険制度は「出来高払い」です。処置や検査、あるいは投薬のそれぞれに点数がつけられ、総点数に対応した金額が医療機関の収入になります。

すると、終末期の患者さんに何もしないで平穏死に導くより、採血検査や点滴など手厚い医療をほどこして一秒でも命を引きのばすほうが、圧倒的に儲《もう》かるのです。

それで在宅医療の場でも、検査、処方、点滴が横行しています。

つまり自分や身内の平穏死・尊厳死を望むなら、終末期に医師を頼るのはナンセンスで有害、と心得たほうがいいわけです。

第4章　医療から遠ざかるという選択

自然死とは何か

「自然死」とは、どのような死に方をいうのでしょうか。

自殺された西部邁さんは「自然死と呼ばれているものの最終段階は『病院死』にほかならない」と語っておられました（32頁）。

病院に自然死がないというのは、そのとおりだと思います。ぼく自身も、患者さんの自然死を妨げてしまった過去があります。少し紹介しましょう。

【Jさん・65歳・男性】

Jさんは体調をくずし、肝硬変が発見されました。１９８０年代、ぼくは血液がんの一種である「悪性リンパ腫」の治療にまい進していました。Jさんは、ぼくが治したホジキンリンパ腫患者（女性）の父親で、そのときの印象が強かったのでしょう、主治医になってほしいと頼まれました。

肝硬変は消化器内科の守備範囲で、放射線治療医のぼくが担当するのはお門違いです。でも、Ｊさん夫婦と娘さんの３人から強く望まれ、肝硬変を診られずしてがんを治療できるのか、という気持ちもあって、お引き受けしました。

Ｊさんはすでに肝硬変の最終段階にあり、治すことは不可能でした。そしてまもなく、肝臓の解毒作用が落ちる「肝不全」状態に陥り、言動がおかしくなりました。血中のアンモニアが増えて「肝性脳症」になったのです。肝臓は機能的な余力が大きいので、肝機能がいよいよダメになるまで本人は無自覚、ということがよくあります。

ぼくはＪさんを入院させ、血中アンモニア値を減らす治療をはじめました。アンモニア値はみるみる下がり、意識もかなりはっきりしてきました。

治療は大成功。しかし結果的には大失敗でした。意識の戻り方が中途半端だったため、Ｊさんは自分が何をしているかがわからないまま歩き回れるようになった。

さらに治療の影響で下痢気味になり、病棟個室の至るところに下痢便をまきちらしたのです。肝不全はアンモニア値を下げないほうがいい場合がある、と学びました。

その治療をやめてから1週間ほどして、Jさんは亡くなりました。意識が低下して「こん睡」状態になり、やがて静かに息がとまるという、苦痛のない穏やかな最期でした。

——何もしなければ自然死がかなったのに、ぼくはそれを妨げてしまったわけです。

意識を戻して、叱られた

人はしばしば性懲《しょうこ》りもなく、同じことを繰り返します。ぼくも1980年代までは延命至上主義に毒されていて、患者さんのためにならないことを繰り返していました。肝硬変のJさんを看取ってから数年後、こういうこともありました。

【Mさん・65歳・男性】

Mさんは、お腹が腫れたのをきっかけに「低悪性度」の悪性リンパ腫が発見され、腹部のリンパ節に放射線治療をし、リンパ腫は消えました。

ところが1年ほどして、脳に再発したのです。正確にいうと、脳の表面をおおう「髄膜」にリンパ腫がひろがりました。腹部に再発はみられなかったので、初回治療の前から髄膜にひそんでいたリンパ腫細胞が増殖したのでしょう。

Mさんの状態はみるみる悪化し、意識を失いました。そのままだと数日で亡くなると思われたので、ぼくは急いで頭蓋全体への放射線照射をはじめました。

この治療はすごく効果があり、Mさんは意識を回復しました。――ベッドの横で見守っていると、Mさんは目を開けて周囲を見渡し、不思議そうな顔をしました。

そこでぼくは、これまでの経緯を説明し、放射線治療で回復されたことを告げました。

　するとMさんは、天井をみつめ、明らかに不満そうに、

「なんということを……」

と、おっしゃったのです。――「そのまま死なせてくれればよかったのに……」

という気持ちがありありと伝わってきて、ぼくは言葉を失いました。

　Mさんはそれから数週間して鬼籍に入りました。――ぼくにとって大きな教訓になりました。しかし、それを家族に伝えるのは難しいことです。


【Gさん・48歳・女性】

　１９９０年代後半、10年以上前に乳がんで治療したGさんは、肺や肝臓などに転移が生じ、体力が落ち、残された時間はわずかでした。でも骨転移のため痛みがあったので、放射線治療をすることにし、入院させました。――すると数日後にGさ

んは意識を失ったのです。

症状や諸検査からは、「細菌性の髄膜炎」が生じたことが明らかでした。抗菌薬を投与すれば、病状はよくなり、意識を回復するでしょう。しかし髄膜炎が治っても、がんがあるため残された時間は限られています。――意識を回復させたら、前述のMさんのように「余計なことを」と、また叱られてしまうのではないか。

ぼくはGさんの夫に、そういう懸念とともに抗菌薬を使うかどうか尋ねました。――夫は即座に「治療してください」といいました。――抗菌薬は奏功し、Gさんの意識はすぐ戻り、それから数カ月の入院を経て亡くなりました。

意識を回復してから亡くなるまでの間、Gさんはどう思っていたのでしょうか。彼女は語らなかったし、ぼくも聞く勇気はありませんでした。

ただぼくはいまでも、Gさんに抗菌薬治療をするべきではなかった、と思っています。しかし一方で、そのような妻の急変時に動転している夫を説得できる自信は、現在もてずにいます。

昔は自然死が珍しくなかった

さて、病院に自然死がないとすると、本当の自然死とはどんなものでしょうか。

統計がとられはじめた、いまから70年近く前の1951年、国民のおよそ83%は自宅で亡くなっていました。病院や診療所で亡くなった人は、わずか12%です。ぼくの母方の祖父もその頃、自宅で穏やかに旅立ちました。

祖父は体調をくずして寝こみ、ときどき医師が往診してくれたものの、格別の医療処置はなし。口から摂るものといえば「吸い飲み」から水を少し飲むだけで、まもなく眠るように亡くなりました。

別の体験もあります。

ぼくが学生結婚した相手の実家は、農村地帯の開業医だったので、1970年代前半に勉強がてら、義父の往診についていったものです。
するとと農家では、囲炉裏《いろり》の横に布団を敷いて病人を寝かせ、家族はそのかたわらで働いたり、食事をとったりしていました。そして病人がほしがると水を飲ませましたが、食べることは強いていなかった。義父は病人の脈をとり聴診するだけで、採血、点滴などはいっさいなし。――死にゆく病人も家族も、入院したい、入院させようという発想がなかったようです。

死亡統計から、過去を推しはかってみましょう。戦後の混乱期で、在院死亡がいっそう少なかった時代です。
第二次世界大戦の敗戦から2年後の47年(昭和22年)、国民死亡の順位は、
1位　結核
2位　肺炎

3位　胃腸炎
4位　脳血管疾患
5位　老衰
となっていました。この5つの死因についてのぼくの考えをお伝えします。
1位の結核は戦争直後まで無数の日本人の命を奪いましたが、そのあと自然に急減しました。抗菌薬やワクチンが普及したから？　いいえ、経済復興によって、国民の栄養状態と衛生状態がめざましく改善したからだと考えられます（詳しくは拙著『ワクチン副作用の恐怖』文藝春秋）。
2位の肺炎は、いま高齢者の命を奪っている「誤嚥《ごえん》性肺炎」とは異なります。当時の肺炎はほとんど、伝染性の感染症によるもので、死亡者の半数が4歳以下の子どもでした。
3位の胃腸炎は、上下水道の不備による病原菌のまん延と、食糧不足による低栄養が大きな原因です。

じつは、ぼくの1歳年上の姉もこの年、47年に、胃腸炎の一種である「赤痢」で命を落としています。赤痢菌の毒素が大腸菌にのりうつったのが、最近ときどき問題になる「O157」です。ぼくの父は小児科医で、都内で開業していましたが、点滴の設備も、入院させる病院もなく、幼いわが子を救えなかった。――当時の医療事情がよくわかります。

一方いまは、この3つの死因はほぼ問題にならないので、4位以下を検討しましょう。

「食べられなくなったらおしまい」

死因4位の脳血管疾患（脳卒中）は、当時、自宅で自然に亡くなるのが常でした。発作が起きても救急車も、入院施設もなく、また医師が往診に来ても、手をこまねいているだけでしたから。

主な脳卒中は二つです。脳の小さな動脈が破れて出血する「脳出血」と、動脈内で血が固まってその先にいかなくなり、脳組織が壊死する「脳梗塞」。当時多かったのは脳出血で、その原因は「高血圧」――というのが一般常識ですが、これはかなり疑問です。

なぜなら脳出血は、血圧が正常より低い人にも起きるからです。最大の原因は、粗食による低栄養でしょう。タンパク質や脂肪をきちんと摂らないと、からだをつくる細胞が弱くなり、血管ももろくなって破れやすくなりますから。

いずれにしろ脳卒中の場合、即死しなければ寝たきりになることが多い。その場合、よほど軽症でなければ、病人は口から食べることができず、いまと違って点滴などの栄養補給法はなかった。となると、周りがしてあげられるのは、喉の渇きをいやすため、口に水をふくませることぐらいです。栄養が摂れなければ、脳の機能不全で死なない限り、栄養不足で衰弱死することになります。

言葉を換えれば、当時の日本ではみんな「食べられなくなったらおしまい」だと思っていたから、脳卒中で倒れた人たちは、軽症の場合を除き、安らかに死んでいけたのです。しかし、いまは倒れたら救急車で病院へ運ばれるので、自然死など望むべくもありません。

老衰死の実態

さて、1947年の死因順位5位は老衰でした。

老衰死というと、こんなイメージでしょう。

老人が、なんだか元気がなくなり、だんだん食べなくなり、歩かなくなって、横になっている時間が増えてきた。日に日に痩せて、水もあまり飲まないから、からだが枯れ木のようだ。やがて話しかけても反応しなくなり、こん睡状態になって亡くなられた。

ずっと痛みも苦しみも訴えない、安らかな最期だったけれども、さて死因は？　医師にも家族にもわからないけれども、死亡診断書に「死因　不明」とは書けない。それで「老い」が原因だろう、死亡診断書には「老衰死」と書いておこう、となるわけです。

いま、100歳の方が亡くなって「老いが死因だ」と聞けば、みなさん納得だと思います。では「50歳の人が老衰死した」といわれたら？

「50歳代で老衰死？　あまりに若い。ありえない」、と思いますよね。

ところがこの47年当時、50歳代で「老衰死」した人が、全国で557人もいたのです。理由は二つあります。

一つは当時、50歳代はもう立派な「老人」だったから、「老衰」という言葉に違和感がなかった。

なにしろ戦前の日本人の平均寿命は男女ともわずか40歳代。「人生50年」にも届いていなかったのです。ようやく平均寿命が男女とも50歳を超えたのが、この47年のことです。

46年に連載がはじまった「サザエさん」。サザエ、カツオ、ワカメの父親の磯野波平は「54歳」の設定ですが、どうみてもおじいちゃんですね。

二つめの理由は、病院で死を迎える人が少数派だったこと。だんだんおとろえた場合、普通は簡単な検査も受けずに亡くなって、死後の解剖もおこなわれなかった。それで死因不明のまま、書面上はあれもこれも「老衰死」でカタをつけられたと考えられます。

「がん」でも老衰死？

それでは老衰死の、真の死因はなんだったのか。

その当時多かった結核、肺炎、胃腸炎などは、発熱、咳《せき》、下痢などの症状から診断可能なので、病名がついたはずです。また脳卒中や心筋梗塞も、発作が生じるので、それとわかります。

こうして消去法でいくと「がん」が残ります。乳がんや皮膚がんなら見た目で診断できますが、胃がんや肺がんなど内臓のがんは外から診断がつかず、老衰死とされやすいのです。またがんは、手術や抗がん剤治療をしなければ、ごく一部を除いて最期まで苦しまずに死んでいくので、老衰死とされて不思議ではないのです。例を挙げましょう。

胃がんで逝去した、桂太郎元首相

第11・13・15代首相をつとめた桂太郎は1913年(大正2年)10月10日に胃がんのために死去しています(享年65)。亡くなるまでの様子が新聞にのっているので、簡略化して紹介します。

・12年3月から、ときどき食欲不振があったが、体調は良好、7月には欧州巡視

・翌年春には、食欲不振に加えて、貧血および衰弱が生じ、何をしても軽快せず

・同年6月、食欲不振が続き、葉山に転地静養するも、全身の衰弱と貧血はいよいよ強くなる。食欲はほとんどなくなり、かろうじて1日3合の牛乳と2〜3個の卵黄を食す

・同年7月、起座にさいし全身冷汗など脳貧血症状をきたすため、臥床《がしょう》を要するようになる。しかし疼痛《とうつう》、おう吐などいちじるしい苦痛はなく、睡眠は普通。精神状態も良好で、人との対談は平常と変わることがなかった

・こうした症状・経過や、触診で胃部に抵抗を触れることなどより、医師団は7月に「胃がん」と診断

・容態はだんだん増悪していったが、途中、いささかの苦痛も感じていないかのように、見舞い客があれば必ず笑顔をもって迎え、意識はきわめて鮮明なることが多かった

・同年10月10日の昼ごろからこん睡状態に陥り、夜半に亡くなった

経過の要約は以上です。新聞記事は拙著『患者よ、がんと闘うな』(文藝春秋)に転載してあります。(「東京朝日新聞」1913年7月15日付・「読売新聞」1913年10月11日付を参照)

前年の3月に食欲不振がはじまったとき、胃がんは食べたものの通過を妨げる「進行胃がん」の状態に至っていたと思われます。それから格別の医療処置はしないのに、穏やかに1年と7カ月を過ごし、鬼籍に入りました。——次章でみる、手術された「早期胃がん」患者の多くが1年以内に亡くなっていくのと対照的です。

また桂太郎には医師団がついていたので、胃がんと診断できましたが、一般庶民であれば、老衰死とされたでしょう。

なお経過中、桂太郎はタマゴと牛乳を摂っています。タマゴは完全栄養食品なので、がんで食欲不振になったときには最適です。半熟タマゴがいいでしょう。牛乳も栄養価は高いのですが、水分が多く摂りにくい。タマゴをたくさん食したほうが効果的です。

がん告知のタブー

元首相の存命中に、新聞がその病状の詳細をのせ、「がん」という言葉まで使用しているのは驚きです。その時代、がんがタブーではなかったことを教えてくれます。がんは恐れられていたでしょうが、本人たちはそれを運命として受け入れていたようです。

明治時代の思想家であり政治家だった中江兆民は、進行した喉頭がんで余命1年半と医師から宣告され、『一年有半』という本を書いているのも、がんがタブーでなかった証拠です。

ところが戦後、いつの頃からか日本は、がんのタブーが充満していました。医師が本人に「がん」と告知することは徹底的に避けられ、家族にも口止めしました。――本人ががんと知らないのに、手術や抗がん剤や看取りがおこなわれるのですから、がん治療の現場は大混乱。しかし何十年もの間、がんのタブーは絶対でした。ぼくはそれに疑問をもって、がん患者全員への病名告知をはじめましたが、なんの不都合も生じず、患者、家族、医療者の間の風通しがよくなって、いいことばかりでした（詳しくは拙著『大学病院が患者を死なせるとき』講談社＋α文庫）。

いま、桂太郎のことなどを振り返ると、がん告知タブーをつくったのは医師たちだったと思います。理由は、医師たちがやりたいことをし続けるには、それが好都合合だったのでしょう。なにしろ、たとえば食道がんは、戦前に手術をはじめてみたら、手術による死亡率が95％にもなりました（術後1カ月以内の死亡率）。胃がんや子宮がんなどの手術も死屍《しし》累々です。

それでも手術をやり続けるには、患者に正確な情報を与えないことが一番です。そして家族にだけ「がん」と告げて脅し、医師が提案する手術に「お願いします」といわせる。本人には、家族の応援を得た医師が「虚偽の説明」をして同意をとる、というかたちで手術が続けられたのです。

医師たちが日本人の死に方をいかに捻《ね》じ曲げてきたか。それが本書の隠れたテーマなので、一見関係ないようにみえるがん告知について説明しました。がんによる老衰死に話を戻します。

手術しないで餓死したほうが幸せ

桂太郎のような死に方は戦後になっても、医療事情が悪かった間、ありふれていたはずです。

ぼくが放射線治療医として働きだした1970年代、餓死する一歩手前で入院してきた患者さんが何人もいました。いまのように健康情報があふれる時代ではなかったためでしょう、がんで食道がせばめられて食べたものがつかえるようになっても、無頓着な人が多かったのです。そのためどんどん痩せてきて、心配した家族に、病院へ連れて来られていたのです。

そういう患者さんは、エックス線や内視鏡などの検査をするまで、がんが食道にあることがわからない。それでいて枯れ木のように痩せてきても、肉体的な痛みや苦しみはいっさいない。もしそのまま自宅にいたら、その後1~2カ月で栄養不足で亡くなり、老衰死と診断されたことでしょう。

余談になりますが、そのように餓死一歩手前で入院してきた人たちは、手術を受ける体力がないので、先に放射線を照射して、その間に点滴などで栄養補給をしてから手術をしました。

そうはいっても、短期間ではそんなに体重が増えないので、体力に不安をかかえたまま手術になだれこみます。そしてたいてい、手術の合併症で苦しんで「術死」するか、術後すぐに再発がでてきて、いろいろなチューブにつながれて亡くなりました。

——いたましいなあ。手術しないで餓死したほうがよっぽど幸せなのに……。

ぼくは、はりきって手術する外科医たちを横目でみながら、いつもそう思っていました。

第5章　いまの時代のさまざまな死に方

過剰診療・過剰介護の裏側で

日本人の死因には、男女で少し違いがあります。

2016年の「国民死因順位」をみると、1位は男女とも「がん」。2位が「心疾患」。3位は男性が「肺炎」で、女性は「老衰」です。4位は男女とも「脳血管疾患」。5位は男性が「老衰」、女性が「肺炎」になっています。

男性に肺炎死が多いのは、85頁で伝えたように、寝たきり老人に起きやすい「誤《ご》嚥《えん》性肺炎」が増えたからです。過剰診療、過剰介護の象徴のような死に方です。

一方で老衰死の順位が上がってきています。敗戦後に激減した老衰死が、いま女性の死因の3位、男性の5位まで増加したのは、一つは高齢化の影響。もう一つは、死期が近い方への医療行為を見合わせることが多くなり、何が本当の死因がわからないケースが増えたからでしょう。――この国では、過剰診療・過剰介護と、医療の差し控えとが同居しているようです。

こういうパターンもありえると思います。

日本の女性は男性より、平均7年近く長生きです。さらに、厚生労働省の「婚姻に関する統計」(2010年)をみると、初婚夫婦のうち「妻が年上」の割合は23・6%と、全体の4分の1未満。つまり、たいてい妻より夫のほうが先に逝くことになります。

夫が死にそうになったときには、妻や子どもたちが「手厚い治療を。一分一秒でも延命を」と過剰診療・過剰介護になりがち。しかし、患者が苦しんで逝くのをみて後悔し、妻の番になったときは本人も身内も医療を遠ざけるから「老衰死」になりやすい……。

では老衰や肺炎以外では、どんなふうに亡くなっていくのか。心疾患、脳血管疾患、がんの順にみていきましょう。

一命はとりとめても社会復帰が難しい

心筋梗塞や不整脈で心臓がとまることがあります。これを「心停止」といいますが、同時に呼吸もとまるので「心肺停止」とも呼びます。

米国での統計ですが、心停止後、救急隊が５分後に到着して蘇生術を開始した場合、心停止から12分で全員死亡。

これが出発点です。

そばにいた人が心停止後すぐに蘇生術を開始するとか、救急隊が不整脈をただす処置をするなど、テキパキことが運ぶと救命率は上がっていきます（Ann Emerg Med 1993;22:1652）。

２０１５年の日本の統計では、救急医療が充実してきたせいでしょう、心停止から1カ月後に生存している人は13％。でも、社会復帰できた人は、心停止した全体の８・６％です。

問題点がいくつかあって、一つは、生存率と社会復帰率のギャップ。

この統計では4%強が、程度の差こそあれ、要介護状態になっていることになります。

また「社会復帰」の中には半身マヒ、発語障害、記憶力低下、精神障害などの後遺症をかかえる人もふくまれ、完全復帰できている人はわずかです。これは心停止で血流がとまったときに、脳細胞が死にやすいからです。

そして社会復帰率には、年齢による違いがあります。10歳代の心停止では社会復帰率が20%を超えますが、70歳以上だと、3%以下になります。

こういう現実を知ると、高齢になるほど「救急車を呼ばない」ことが、穏やかな死への賢い選択になると考える人も多いのではないでしょうか。

脳卒中は後遺症が残りやすい

脳卒中にはいろいろな病型がありますが、昔とくらべると脳出血が激減し、脳梗塞が大幅に増えているので、脳梗塞について検討します。

脳の動脈がつまって、その先に血流がいかなくなると最短、数分間で脳組織が壊死します。これが脳梗塞です。血流がとだえる部位や範囲がさまざまなので、実際の症状には「頭痛」レベルから即死に近いものまで、大差があります。

救急車で運ばれたあとの死亡率は、病院搬送時の重症度によって変わります。救急搬送された1万7000人の予後調査では、6段階の中で「最重症」の患者さんは退院までに40％が死亡。まったく症状を残さず退院できた人は、わずか2％前後です。

最重症の患者さんのうち、残りの58％は障害をかかえて在宅療養、あるいは施設にいくことになりますが、その6割以上は重度の障害が残って常にだれかの介助が必要。残り４割弱のうち半分は、持続的介助は必要でないが、歩行・着衣・食事に介助が必要な障害を残します（Cerebrovasc Dis 2004;18:47）。

こういうデータを知るとぼくはいっそう強く、倒れたときぜったい救急車を呼ばれたくない、と思います。

次に日本人の死因のトップ、がんについて検討しましょう。世の中にあふれているがん情報は、ほぼすべてが「治療した場合」の話です。がんを治療しなかったら、どうなるかご存じでしょうか。

がんで自然に死ぬということ

数多くのがん患者を、治療をせずに看取った方がいます。老人ホームの常駐医だった、中村仁一さんです。

80歳を超えた入所者が検査で「がん」とわかっても、たいていがボケていて、家族が「治療はしないで、このままホームで最期を迎えさせたい」と申し出る。その願いに応えていったら、患者さんは全員、苦痛を訴えることなく、枯れるような最期を迎えたといいます。もし、がんの診断がついていなければ、老衰死と判断されたでしょう。

どんな種類のがんだったのか。中村さんの『大往生したけりゃ医療とかかわるな』（幻冬舎新書）という大ベストセラーの中にリストがあります。——胃がん（10人）、肝がん（8人）、肺がん（6人）、大腸がん（5人）、乳がん（3人）、転移性肝がん（3人）など、計52人です。

そういうラクな死に方を目撃してきた中村さんは、もし自分ががんになったら完全放置すると公言しています。

ただ、全員に苦痛がなかったということについては、疑問を呈する人たちもいます。というのも痛みには、不安も大きく関係していて、抗うつ剤で痛みが軽減する人もいるからです。そのように精神状態が影響するので、ボケていると痛みを感じにくいのではないか、という疑問がわくわけです。

結論からいうと、普通に生活できてがんにかかった人が治療を受けずに亡くなる場合、ほとんどのケースで痛みは生じません。がんで痛む原因は大多数が、手術の後遺症や抗がん剤の副作用です。——なぜそう断定的にいえるのか。ぼくは治療を受けなかった人と、がん治療を受けた人の両方をそれぞれ多数、この目でみてきたからです。

普通に生活できる人が、がんなのに治療を受けないとどのようになるのか。ぼくの経験をお話ししましょう。

がんを「治療しない」選択

まずこの間の事情を簡単に説明しましょう。

１９９６年に『患者よ、がんと闘うな』を出版したあと、慶應大学病院のぼくの外来には「がん放置」に関心をもつ患者さんたちが押し寄せました。

その後、経過をみてきた人たちの様子をまとめた『がん放置療法のすすめ』（文春新書）を２０１２年に出版することになります。

同じ年に『医者に殺されない47の心得』（アスコム）を出版するとご相談が急増し、13年に渋谷にセカンドオピニオン外来をひらいてからいままでに、１万組もみえています。

それでぼくは、早期がんから末期がんに至るまで、頭のてっぺんからつま先まで、ありとあらゆる種類の「がん」の放置検討患者をお迎えし、相談にのってきました。

具体的には脳腫瘍、頭頸部《とうけいぶ》がん、甲状腺がん、肺がん、食道がん、胃がん、肝臓がん、すい臓がん、胆管がん、大腸がん、乳がん、子宮頸がん、子宮体がん、前立腺がん、膀胱《ぼうこう》がん、白血病、悪性リンパ腫などなどです。

世の中には「がんを治療しなかった場合、どんどん進行してすぐに死んでしまう」という社会常識がありますね。

でも、がん放置患者の経過を数多くみればみるほど、進行がゆっくりだったり、長生きできるがんがどれだけ多いかがわかります。がんを放置した場合、病巣の大きさは、

・大きくなる
・変わらない
・小さくなる（ときによって消えてしまう）

のいずれかになります。たとえば7年前に相談にのった患者さんは、ステージ2～3の胃がんでしたが、いまになっても変化がみられません。肺への転移がんが消えてしまった患者さんも数名経験しています。ただ本書のテーマは「死に方」なので、そちらに話をすすめます。

スキルス胃がんを放置したら……

胃がんを放置し、亡くなられた方の経過を紹介しましょう。

【Pさん・62歳・男性】

Pさんは、会社の職場健診で胃の病変が発見され、精密検査後に医師から「早期胃がんです」「すぐ手術をすれば治る」と告げられました。しかしPさんは「症状がまったくないのに手術で胃を切除するなんて納得できない」と、慶應の外来に来られました。

Pさんの「早期胃がん」は医者の見立て違いで、じつは「スキルス胃がん」でした。

1990年代に大人気だったテレビ司会者の逸見政孝さんが手術を受けて、すぐ再発したのもスキルス胃がんです。そのとき東京女子医大の外科教授が、再発がんを切除する無謀な手術にいどみ、臓器を3キログラムも摘出したあげく、逸見さんは苦しみぬいて数カ月で亡くなり、社会問題になりました。

実際このがんはタチが悪く、胃がん手術で名高いがん研病院で手術されたスキルス胃がんは、逸見さんやPさんと同レベルの進行具合だと、大部分が手術後1年以内に亡くなり、ほぼ全員が3年以内に死亡しています（臨床外科 1993;48:1523）。

ところが手術を受けなかったPさんは、10年近く生きることができました。しかも、その期間中の大部分を無症状で過ごし、会社社長として忙しい毎日を過ごしていました。

最期が近づくにつれ、食が細って痩せてきましたが、亡くなる数カ月前までロシアや沖縄への旅行を楽しまれた。逸見さんが七転八倒した腸閉そく症状（激しい腹痛、おう吐）とは無縁でした。そして、老衰死に近い、穏やかな最期を迎えました。

ぼくはPさんのほかにも、何人ものスキルス胃がんの自然経過をつぶさにみてきました。だれ一人、逸見さんのように七転八倒することなく、何年も元気に過ごされ、安らかに人生をしまわれました。

乳がんの肝転移

意外かもしれませんが、がんが増大してもそれ自体で死ぬことはありません。がんから毒がでるわけではないからです。

たとえば乳がんは、からだの表面近くにでき、乳房のそばに重要臓器がない（肺とは肋骨《ろっこつ》や筋肉で隔てられている）ので、乳がんがいくら大きくなっても死にません。ぼくは乳がんが10~30センチになった方がたを100人以上診てきましたが、みなさんピンピンしていました。

では乳がんの場合、何が死をもたらすのかというと、肺や肝臓など、重要な臓器への転移です。その臓器の機能が落ちて、生命維持に必要な機能が確保できなくなり、命が奪われるのです。肝転移の場合をみてみましょう。

【Sさん・46歳・女性】

Sさんは個人会社の社長でした。まだ乳がん治療といえば「乳房全摘術」しかなかった1980年代に、ぼくのところに来られて「乳房温存療法」を受けられました。経過は順調で、がんが乳房に再発することはなかった。

ところが2年ほど経ったとき、Sさんは突然体調をくずしました。診察すると、白目が黄色くなっています。黄疸《おうだん》が生じたのです。

ＣＴ検査をすると、肝臓の至るところに転移があって、正常な肝臓組織は少ししか残っていません。

ぼくはＳさんに、抗がん剤治療をしても治らないことを告げ、Ｓさんは大急ぎで会社を譲渡し、診察から２週間後に肝機能不全のために亡くなりました。血中に増えたアンモニアには脳の麻酔作用があるので、静かに眠るような最期でした。

肝臓は機能の余力が大きな臓器で、肝臓体積の８～９割ががんに置き換えられるまで気づかないことがよくあります。逆にいうと、そうなるまで命の危険はありません。そして肝機能がさらに低下すると、Ｓさんのように黄疸がでてきて、まもなく亡くなります。

Ｓさんは定期検査をしていなかったので、肝転移が大きくなってから発見され、死亡するまでわずかな期間しかありませんでした。もしＣＴなどで定期検査をしていたら、肝転移が小さなうちに発見されたことでしょう。

その場合にどうなるか。同じ乳がん肝転移のケースをみてみましょう。

【肝転移を早期発見したNさん】

Nさんは地方から上京して、個人営業の仕事をしていましたが、1980年代に乳がんと診断され、乳房温存療法を受けたいと、ぼくの外来へ来られました。

治療後、乳房には再発しませんでしたが、10年後に肝臓への転移がみつかりました。転移は複数あったものの、まだ小さく、それが増大してNさんが亡くなるまでには数年かかると思いました。乳がんは転移があっても、女優の樹木希林さんのように、長く生きられる人が多いのです。

じつは欧米のさまざまな臨床試験で、乳がんの定期検査をしても延命にはつながらないことが明らかになっています。臓器転移を早期発見しても、治す手段がないため、寿命はのびないからです。

ぼくはNさんにも「定期検査はムダです」といっていたのですが、別のクリニックで検査を受けていたため、小さいうちに肝転移がみつかったわけです。Nさんは、抗がん剤治療は無効・有害と理解していたので仕事もやめず、それまでどおりの生活を続けました。でも肝転移は、ゆっくりと大きくなり、3年ほどすると、肝臓機能も体力も落ちてきて、寝つくようになりました。最期を迎えるひと月ほど前です。

Nさんに痛みや苦しみはなく、同居している女友達に支えられて静かな日々を過ごし、イザというときのためでしょう、在宅ケア医の往診を頼んでいました。自宅が近かったので、ぼくもときどき顔をだしていました。

Nさんの体力はしだいにおとろえて、肝不全の影響で意識も薄れがちでしたが、最期まで自宅にいるつもりでした。ところが上京してきた父親が入院を迫ったのです。衰弱して、思考力も落ちていたNさんは抵抗できませんでした。

Nさんにとって「自宅にいてなんとかなっている、住み慣れた部屋で暮らせる」ということが、心の大きな支えだったのでしょう。病院に搬送されるとき、周囲の人たちに「おしまい、おしまい」とつぶやいて、Nさんはその日のうちに亡くなられました。

そのままにしておけば平穏に逝けたのに、家族によって攪乱《かくらん》されてしまうとは……。はたからみてどんなに切なくても、第三者である医者にはどうすることもできません。

がんでも、穏やかに逝ける

この二人の乳がん肝転移患者さんが教えてくれることがあります。

一つは「転移は、乳がん治療の前から存在していた」ということ。お二人とも乳房に再発がなかったので、転移は治療前からあったと考えないとつじつまが合いません。

もう一つは、転移による肝不全は、穏やかな死を迎えられることです。乳がんの場合には、検査しなくてもしこりが触れて乳房にがんがあることがわかってしまうので、肝転移で死亡した場合に「がん死」とされる可能性が高いでしょう。しかし最初にできた病巣が、胃がんや肺がんのようにからだの内部にあって、その存在に気づかないまま肝転移で亡くなったら、いっさい検査をしていなければ「老衰死」とされるはずです。

胃がんで栄養補給を拒否

話題を変えましょう。がんになったことを利用して、自主的に人生を終了させる方もおられます。

【Eさん・60歳・男性】

Eさんは、食べたものがつかえる症状がでてきて、検査で胃がんがみつかりました。食道から胃への出口に近いところにできた胃がんです。本人は以前、虫垂炎か何かの手術で苦しんだ経験があり、慶應大学病院のぼくの外来を訪れたとき、「手術は受けない」とおっしゃったので、そのまま様子をみることになりました。

Eさんは痛みも苦しみもなく、衰弱して亡くなりました。初診から6〜7年経っています。

最期が近づくにつれ、食道出口はいっそう狭くなり、ほとんど食べられなくなりました。こういう場合、もし食道を広げる処置をしたり、胃ろうをつくったりして栄養補給をすれば、Eさんは数年程度、延命することができたはずです。

Eさんのように、すべての栄養補給法を拒否する方には、ぼくは「栄養を摂らなくて本当にいいのですか。負担が少ない方法もありますよ。栄養補給さえすれば、あと何年も生きることができるでしょう」と問いかけることにしています。本人に何か勘違いがあってはいけないと思うからです。Eさんにも、だんだん食べられなくなる中で、2度、3度と問いかけ、真意をたしかめています。

しかしEさんは、食道を広げる処置など、すべてを否定し続けました。固形物はもちろん流動食も摂れなくなりましたが、水は最期のほうまで摂れていたようです。

水しか摂れなくなってから3週間後、スーッと消え入るように亡くなられました。だんだん食べられなくなって痩せてくると、飲食ができなくても、飢餓感や渇水感はあまり感じられなくなるようです。

前述の中村仁一さんとの対談集『どうせ死ぬなら「がん」がいい』（宝島社新書）で、飲食可能な状態でも、飲食を断つことを自主的安楽死の方法として選ぶ人たちが欧米には多々いること、その問題点について話し合っています。

この本の刊行は2012年。その後、日本でも飲食断ちによって自主的安楽死を実行している人たちが現にいること、どうやらその数は少なくないらしいことを知りました。

子宮頸がんによる自主的な安楽死

Ｅさんは胃がんそのものというより、栄養不足で亡くなられたケースですが、がんの症状によって自主的安楽死をとげる方もおられます。前述した肝臓がんは、圧倒的多数が苦しまずに亡くなることができるので、肝臓の病巣が初発のものでも転移がんでも、かりに治療可能であっても放置して自主的安楽死をとげる決意をする方を何十人とみてきました。

次に、子宮頸《けい》がんによる症状で自主的安楽死を選んだＴさんについてお話ししましょう。

【Tさん・62歳・女性】

Tさんは長く不正出血がありました。ただ婦人科の診察台への抵抗感が強く、婦人科にはいかずにいたのですが、あるときぼくの診察を受けに来ました。

症状をお聞きして、どうも子宮頸がんのようだと判断しました。子宮体がんでも不正出血はありえるのですが、Tさんのように量が多くないからです。

慶應の放射線科診察室には、婦人科用の診察台もそなえてあり、そこに上がってくれれば一見しただけで、がんかどうか、がんだった場合は進行度がわかります。

しかしTさんは診察台を拒否されました。その後、ときどき外来にみえましたが、対話するだけで、診察台は最後まで拒まれました。ぼくはTさんに、子宮頸がんだった場合には、「子宮の全摘手術はやめたほうがいいけど、放射線治療は受ける意味があるかもしれない。ただ後遺症もありえるから、本人が決めるしかないけど……」とお話ししていましたが、Tさんは治療をいっさい受ける気がない。

ならば診察に来る必要もないのでは？　ぼくは、患者さんが通院されることで安心感を得られるなら、と、診察を引き受けていました。ほかの患者さんにも同じように接していたので、がんを放置した方の「その後」を、長期的に知ることもできたわけです。

話を本題に戻しましょう。

腎不全でスーッと穏やかに

最初の診察から5年ほどたって、Tさんはぼくに不調を訴えました。採血検査はさせてくれたので、即日結果をみると、腎不全になりかかっていました。子宮頸がんが周辺の組織に侵入し、両方の尿管をふさいで尿をせきとめ、腎機能が低下した、と判断しました。ステージでいうと、1〜4期まであるうちの3期です。

なお、もし子宮体がんであれば、腎不全が生じることはないので、Tさんは子宮頸がんであることがいっそう明白になりました。

たとえば1期の子宮頸がんを放置した場合、2期から3期へと進行するケースは少数派ですが、Tさんはその少ないケースに当たってしまったようです。

ぼくは放射線治療を提案しました。がんが消失して腎機能が回復する可能性が5割程度あるからです。しかし放射線治療も、腎不全の危機を脱する「血液透析」も断られました。

Tさんの訃報をいただいたのは、それから1週間ほどあとのことです。苦しまずに、静かに亡くなられたそうです。

腎不全では、本来は尿中に排泄《はいせつ》されるべき種々の毒性物質が血中にとどまるので、脳細胞の働きが抑えられていき、麻酔をかけられたようにスーッと意識が遠のいたまま、あの世に旅立てるのです。――うらやましい最期だと思いました。

最後に、近ごろ問題になっている「孤独死」について考えておきましょう。

孤独死は「幸せなご臨終」

独居高齢者が増加していることもあり、ひとり暮らしの方が自宅で亡くなる「孤独死」が増えています。最近では、息子・娘などと同居していても家庭内別居状態で、「同居孤独死」をとげる方もでてきています。

それが幸せなのか不幸なのか、どうしたら防止できるかなどの議論はさておき、亡くなるまぎわがどんな様子だったかを推理してみましょう。

ひとり暮らしでも同居でも、病気が発症する頻度には変わりがないはずなので、孤独死の原因となりうる疾患上位は、がん、心臓疾患、脳血管疾患でしょう。

このうちがんは通常、急死の原因にはなりがたいのですが、絶対にありえないというわけではなく、ぼくはこれまで、慶應大学病院に救急車で搬送されたときには死亡していた乳がんの患者さんを二人経験しています。どちらも、がん転移が全身至るところの骨髄にあって血液成分に変化が生じ、「播種《はしゅ》性血管内凝固症候群」を発症したものでしょう。

乳がんの骨髄転移を抗がん剤で治すことは不可能です。この場合の突然死は自然死ともいえます。なお、お二人とも急変する直前まで元気で、骨の痛みなどもなく、お一人は仕事の最中に倒れています。

がんによる突然死ではなくても、前述した肝転移や腎不全のように、体調をくずしたあと数日から数週間で亡くなる方も「孤独死」扱いされているのではないか。──このところ体調がすぐれないけれども、じきによくなるだろうと思って寝たり起きたりしていたら、そのままどんどん悪化して亡くなる、というイメージです。

ただ孤独死の場合、もっとも多いのは、やはり心停止か脳卒中でしょう。

心停止の場合には、脳への血液がとだえるので、多くは数十秒で意識を失い、そのまま脳死を経て亡くなります。一種の安楽死ともいえます。

脳卒中は即死する場合もありますが、心臓は動いているので、普通、すぐには死にません。しかし意識を失うことが多く、その場合には水も飲めないので、数日から1週間程度で、意識が回復しないまま、脱水で亡くなると思います。

孤独死は「数日以上経って発見されるとあとの始末が大変で、賃貸住宅だと事故物件になってしまう」「遺体の引きとり手がなかなかみつからない」など、社会に迷惑をかけることになりやすい亡くなり方です。

しかしこのようにみてくると、亡くなる本人にとっては「幸せなご臨終」であることが多いのではないかと思います。

同じことは「入浴中」や「熱中症」による死亡にもいえるでしょう。その場合、本人は死ぬことを自覚しないまま亡くなっているはずです。若い人は別として、いつ死んでもいいと考えておられる高齢者にとっては、福音である可能性があります。

第6章　がん治療は「苦痛死」を引き寄せる

スキルス胃がんを手術したら……

穏やかに自然な死を迎えたいというのは国民みんなの願いでしょう。

しかし現実には、植物状態になって長く寝たきりになるなど、「不自然死」が横行しています。——それを防止しなければ、自然死はありえません。どうしたら不自然死を防げるのか、考えていきましょう。

人が不自然に死ぬ場合、多くは医療行為がきっかけになっています。

がん治療はことに問題で、手術や抗がん剤でたくさんの方が不自然死をとげています。最初に典型例として、スキルス胃がんのケースを示します。


47歳の男性が、毎年受けていた内視鏡検査で早期胃がんと診断され、開腹手術がおこなわれました。

ところが、お腹を開けるとスキルス胃がんで、腹膜に転移していることが判明。

進行度は4期（ステージ4）。病期が1〜4までしかない中での4期なので、末期がんともいえます。

この場合、胃を切除しても治る可能性はゼロなのですが、外科医は胃の4分の3を摘出。治る可能性があるかのように装って、患者さんに抗がん剤をすすめ、実施しました。

患者さんは当然、副作用に苦しみますが、数カ月もしないうちに腹部に再発。

そこで大学病院に転院し、外科医は「がんの量を減らす」目的の手術をしました（減量手術、という）。――外科医は治せるとは思っていないのですが、本人は治すための手術だと勘違いしていたわけです。その勘違いは、外科医の言動がもたらしたものです。

術後、抗がん剤治療が再開されました。患者さんは抗がん剤の副作用にうめきつつも、「治すぞ」「治るぞ」という希望をもっていました。

でも、がんの減量手術から1カ月、突然激しい腹痛にみまわれ、食べたものを吐きました。——腸閉そくが起きたのです。再手術でとりきれなかったがん病巣がみるみる増大し、小腸をまきこんで、ふさいでしまったわけです。

腸閉そく対策として、絶飲食が指示され、鼻から小腸まで入れたチューブで腸液を吸引するも好転せず。抗がん剤治療を再開しました。患者さんは痛みに苦しみ、痩せ細り、意識がもうろうとし、うわごとをいう中で逝去。最初の手術から10カ月です。


名前を伏せてきましたが、じつはこの方は、大人気のテレビ司会者だった逸見政孝さんです。亡くなられるまでの間、「がん告白会見」や「がん治療論争」などいろいろありましたが、治療面からみると以上のように要約できます。

読者にわきがちな疑問として「逸見さんの手術は四半世紀前だから、現状は違っているのでは？」というものがあるでしょう。

いいえ、再発後の無謀な減量手術はなくなりましたが、それ以外は何も変わっていません。

例として、がん研有明病院（東京都）をとりあげます。胃がん手術数が日本でいちばん多く、最優秀の病院と思われているからです。

手術で命を縮めたニュースキャスター

黒木奈々さんという、将来を嘱望されたNHKのニュースキャスターがいました。彼女は生前に闘病記を出版しています（『未来のことは未来の私にまかせよう』文藝春秋）。

2014年7月、黒木さんは胃潰瘍《かいよう》の症状がでたため内視鏡検査を受けると、早期胃がんが合併していました。セカンドオピニオンを聞きにいったがん研病院で二度目の内視鏡検査をすると、最初の病院でいわれたよりも進行していることがわかりました。

それで手術をすることになったのですが、御著書によると内視鏡検査の最中、医師たちが「硬いなあ、やっぱり」と語っていたのを聞かれたそうです。――「スキルス」というのは「硬いがん」という意味なので、この段階で医師たちはスキルス胃がんだと認識したことになります。

ここが運命の分かれ道でした。

御著書の記述からすると、黒木さんの胃がんの進行度は、前章で紹介したPさんの進行度と同じか少し軽い程度だったようです。Pさんはスキルス胃がんを手術しないで放置して10年近く生きたので、もし黒木さんが手術を受けなければ、10年以上生きられたかもしれません。

これに対し、スキルス胃がんを手術すると、大部分は1年以内に亡くなり、ほぼ全員が3年以内に死亡します（129頁）――それはがん研病院からの報告なのです。

したがって外科医らは、黒木さんに「切らないほうがいいかもしれない」と告げるべきだった。しかし彼らはおそらく、黒木さんが数年内に亡くなることを熟知しながら、胃の全摘術をすすめたのです。

黒木さんの胃全摘術は14年9月におこなわれ、術後に再発予防と称して抗がん剤治療がはじめられました。「シスプラチン」という点滴薬と、「TS－1（ティーエスワン）」という飲み薬を組み合わせた2剤併用療法です。

ところが翌年の7月、腹部に再発。その後も抗がん剤治療が続けられましたが、同年9月に逝去されました（享年32）。

がん手術から、たった1年の命でした。――逸見さんとそっくりですね。

逸見さんのお腹

がん研病院では、手術数が多いため、同様のケースが頻発しているはずです。ごく最近じかに聞きとった類似例については、ぼくのホームページで紹介・解説しています（ユーチューブ「近藤誠 がん治療と健康診断のリスク」で検索・視聴可）。

逸見さんや黒木さんは、なぜはやばやと再発してしまったのでしょうか。参考になる目撃談があります。

ある日ぼくのセカンドオピニオン外来に来られた男性が、余談になったとき、逸見さんの思い出話をしてくださいました。逸見家に出入りの職人さんで、気さくな逸見さんは「こんなになっちゃったんだよ」と、術後のお腹を見せてくれたのだと。最初の手術から数カ月後のことです。

みると、お腹のまんなかにタテ一文字に手術の縫い目があり、おヘソの辺縁にそって縫い目が迂回している。そのヘソ横の縫い目の部分が、丘のように数センチ、盛り上がっていたのだといいます。逸見さんは、ズボンのベルトを締めるのにも邪魔になると嘆いたそうです。——再発と気づいていたのか、いなかったのか。聡明な逸見さんのことですから、おそらく気づいておられたのでしょう。

これはがんの、傷口への再発です。しかも増大スピードがいちじるしく速い。そのあと減量手術をしたときには、この再発病巣は8×12センチもの大きさになっていたといいます。——こういう現象を外科医たちは、「がんが怒る」とか「がんが暴れる」と表現してきました。なぜそういう現象が生じるのか、説明しましょう。

手術でがんが「暴れだす」

逸見さんの腹部切開創の縫い目に再発が生じたのは、術中に「腹水」が傷口を洗ったからです。腹部には健常人でも、胃や小腸などの外側に少量の液体がたまっていて、臓器同士がこすれないようにしています。これが腹水ですが、スキルス胃がんの場合、がん細胞が腹水中にこぼれ落ちるのです。逸見さんは、この腹水中に浮遊していたがん細胞が傷口にとりついて、そこに縫いこめられたわけです。

人体は、傷ができると、それを治すために種々の「増殖因子」を分泌し、正常細胞をさかんに分裂させ、組織を修復します。このとき、がん細胞も増殖因子に反応して急速に分裂・増殖するのです。――これが「がんが暴れる」の中身です。

なお腹水は、健常人のお腹にも必ず存在します。そして胃粘膜に生じたがん細胞が、胃の壁を貫通して腹膜に顔をだすと、がん細胞がパラパラとこぼれて腹水中に浮かぶわけです。

とすると、手術中にメスによってできた傷口ばかりでなく、臓器を手で触ることによって傷ついた腹膜面などにも、腹水中のがん細胞はもぐりこみます。――それらが増殖して、小腸をまきこんでその内部をせばめて生じるのが、逸見さんに生じた腸閉そくです。

第2章で紹介した、自宅での安楽死をとげたミノルさん。お腹の中にできたがんが大きくなったせいで食べたものが入っていかず、吐いたりして苦しんでいましたね。これは腸閉そくの症状です。初発病巣がどこだったのかは記載がありませんでしたが、おそらく初発病巣を切除する手術を受け、再発したのでしょう。手術を受けず自然にまかせれば、細々とでも食事がとれ、苦しみもなく、安楽死を望む事態にもならなかったと思います。

傷あとにがんが「もりもり育つ」

がんの暴れ方には、ほかに二つのタイプがあります。

一つは、腹水がない部位でも、手術の傷あとにがんが「生えてくる」現象です。たとえば乳がんで、乳房を全摘したあとの皮膚に、がんがもりもりと育ってくることがあります。メスが入ったところにだけ、がん細胞が生えてくるのです。実際例の写真は近藤誠ＨＰ「重要医療レポート ⑦手術をすると、がんが暴れる」に掲載しました。

なぜこういうことが起こるのか。

がんの中には、がん細胞が血管の中にもぐりこむ能力をもつものがあります。その場合、もぐりこんだがん細胞は血流にのって、全身をめぐります。するとメスが入って血管が切れたとき、がん細胞は血液とともに流れだして傷口にひろがり、増殖するわけです。

乳がんだけではなく、肺がん、食道がん、胃がん、大腸がんなど、どの部位のがんでも、がん細胞が血管中にもぐりこんでいる場合には、このような傷口再発が生じます。

ひそんでいた転移巣が「暴れだす」

第三のタイプの暴れ方は、ひそんでいた転移が爆発的に増殖・増大するものです。

人体にはがん細胞に対する抵抗力があるので、がんが転移していても、細胞の分裂が抑制され、あまり大きくならずに「転移がひそんでいる」状態であることがよくあります。——それなのに手術をすると、からだの抵抗力が破たんして、ひそんでいた転移巣が急激に増殖・増大するのです。有名人だと、

・小さな膵《すい》がんを手術したあと転移が生じ、手術からわずか1年で急逝した大相撲の九重親方(元横綱・千代の富士)

・小さな肝内胆管がんを手術したあと転移が生じ、手術から約1年半で亡くなられた女優の川島なお美さん

・小さな膵がんを手術したあと肺に転移が生じ、手術から1年半で死亡された歌

などが、ひそんでいた転移巣が暴れだして命を縮めたケースです。

このタイプの暴れ方は1950年に、すでに医学雑誌に報告されています。大腸がんを手術したら、術中には目視できなかった(つまり微小だった)肝転移が爆発的に増大し、わずか10週間で死亡したケースです。

この報告論文は「ニューイングランド・ジャーナル」という、世界最高峰といわれる医学雑誌に掲載されたので、少し勉強している医師ならだれでも知りえたはずです。またその後も、世界中から同じようなケースの報告が相次いでいます。――でも知っているのは医師たちだけで、一般の方がたは知らずにいます。医師たちが情報を隠して、知られないようにしているからです。鉄壁の情報遮断体制です。

手術の合併症で急死

不自然な死に方をする別の理由は、手術による合併症や後遺症です。

その典型が、歌舞伎役者の十八代目中村勘三郎さんです。

勘三郎さんは人間ドックで微小な食道がんを発見され、がん研病院で手術を受けました。２０１２年7月27日のことです。

実施された「食道全摘術」は、胃袋を胸に引き上げて「代用食道」とし、胸部と頸部のリンパ節をごっそり切除する、12時間にもおよぶ大手術でした。

勘三郎さんは術後、驚異的な回復ぶりをみせましたが、6日後の8月2日に急変。消化液を誤嚥《ごえん》し、それが肺に入ってしまったのです。

人体には誤嚥をふせぐため、気管の入り口に「関所」となる構造があります。勘三郎さんは、手術で頸部《けいぶ》の神経を傷つけられたので、消化液が逆流してきたとき、うまくこの「関所」が閉じなかったのでしょう。消化液には、胃酸やタンパク分解酵素などがふくまれているため、肺細胞をとかし、酸素と炭酸ガスの交換ができなくなりました。

そのため勘三郎さんには、人工呼吸器がつけられたのですが、容態は改善せず。がん研病院では手におえないからと、東京女子医大病院に転院。そこでもダメだからと日本医科大学付属病院に移送され、最期を迎えました（享年57）。

手術の合併症や後遺症について詳しく書きだすと、本一冊の分量になってしまいます。そのため先にすすみますが、手術後まもなく亡くなった人のほとんどは、実際には、手術の合併症・後遺症であるか、がんが暴れることによって命を落としている。それで不自然な死に方になるのだ、ということは覚えておきましょう。

転移するがん・しないがん

これまでの説明で、がんはみんな転移してしまうかのように感じられたかもしれませんが、そんなことはありません。いつまで経っても転移しないがんもたくさんあります。安心してもらえるように、少し解説しておきましょう。

じつは転移する性質のがんは、がん細胞が誕生してからのごく初期に転移してしまっています。がんの初発病巣が1ミリ大、がん細胞数にして100万個になる以前に転移してしまっているのです。――このように他臓器に転移しているものを「本物のがん」と呼びます。

これに対し、転移する性質をもたないものは、放っておいても、いつまでも転移しないでいます。

というのも、がんが早期発見できる大きさは、胃、大腸、乳房など、どの部位でも最低1センチ程度は必要です。そして1センチの病巣には、およそ10億個のがん細胞がふくまれています。また1個のがん細胞が誕生し、2分裂を繰り返してその数になるまでには5～20年程度かかっています。

それなのにその間、がん細胞が転移できなかったことは、そのがんに転移能力がない証拠になります。転移能力がなければ、放っておいても転移することがない道理です。——このように発見時点で転移していないがんを「がんもどき」と呼びます。

そう聞くと、組織を採取して顕微鏡で調べれば「がんもどき」かどうかを診断できると思いこむ方がいますが、それは違います。顕微鏡検査では、「本物」も「もどき」も、どちらも「がん」と診断されるからです。

人間ドックで命を縮める

もどきと本物が顕微鏡では区別できないと知ると、がんと診断された場合にどう振る舞ったらいいのだろうと、また悩まれるかもしれませんね。でもその心配は無用です。

もし発見されたがんが「本物」だったら、治療しても治らないので、手術や抗がん剤は後遺症や副作用があるぶん、有害です。

これに対し、発見されたがんが「もどき」であれば、放っておいても死なないので、手術や抗がん剤は不要です。

えっ、どういうこと？　がんの早期発見は有効ではないというの？

——読者の疑問はもっともですが、じつは、がんを早期発見することの無意味さは、学問世界では広く承認されています。

肺がん、乳がん、前立腺がん、大腸がんなど、がん検診の効果を調べる比較試験が数多く実施されてきましたが、検診の効果が認められなかったからです。それどころか肺がん、乳がん、大腸がんなど、検診によって死亡数が増えてしまった試験結果も少なくないのです。

それで、医学世界の良心ともいえるイギリスの医学雑誌「ブリティッシュ・メディカル・ジャーナル」は、２０１６年初頭に、がん検診にかんする重要論文を発表しました。

タイトルは「なぜこれまで一度も、がん検診による救命がなされていないのか」です（BMJ 2016;352:h6080）（詳しくは拙著『健康診断は受けてはいけない』文春新書）。

ですが、がん検診ワールドには、なんの動きもありません。学者たちからの非難をものともせず、検診を続け、多くの被害者を生みだしています。——医療の現場が、学問の原理で動いているわけではなく、ビジネス原理で動いている証拠です。

次は、抗がん剤です。

抗がん剤で急逝した梨元さん

抗がん剤も不自然な死に方をもたらします。芸能レポーターだった梨元勝さんのケースを紹介しましょう。

梨元さんは2010年4月、空咳《からぜき》が続くので大学病院へいくと、諸検査の結果、肺がんのステージ4と診断され、抗がん剤治療を受けることになりました。

治療前、体調はすこぶる良好で、病室から何度も生放送をしていたのですが、6月に抗がん剤の点滴がはじまると、とたんに副作用に苦しみました。

「たしかに抗がん剤投与後の副作用は凄い。口内炎、味覚障害、食欲ナシ、だるさが一番まいる。頑張らねば、ありがとう。」(ママ)とツイートしています。

しかしこの点滴は、がんの縮小効果がなく、がんの勢いが増したということで、別の抗がん剤に乗り換えました。——これも副作用だけで、効果なし。

次に、飲むタイプの抗がん剤である「TS－1」に乗り換えることになりました。

黒木奈々さんも飲まされていましたね。

梨元さんは8月16日からTS－1を朝晩2錠ずつ、4週間の予定で飲みはじめました。しかし食欲もなく、水を飲むのもつらい状態で、8月20日までの5日間しか続きませんでした。

そして翌21日の明け方、急逝されたのです。最初に抗がん剤が投与されてから、わずか2カ月のことでした（享年65）。

病院は死因を「肺がん」としましたが、違います。

梨元さんはステージ4の肺がんだったとはいえ、症状は空咳しかなく、治療前は大変元気だったので、何もしなければ1年や2年はらくらく生きられたはずです。したがって、抗がん剤の副作用で死亡したことは確実です。梨元さんの奥様も「しなければよかった」とおっしゃっています（拙著『近藤誠のリビングノート』光文社）。

副作用で全身の皮膚が……

ところで、治療のせいで亡くなられた場合にも、梨元さんや勘三郎さんのように

「がんで亡くなった」と発表されます。——その結果、一般の方がたは「がんは怖い」と思ってしまう。「がん治療が怖い」と気づかれないようにする、医師たちの作戦です。

さて、どの抗がん剤にも、死亡原因となる副作用があります。全員に生じるわけではありませんが、当たれば大変です。そこでTS－1をみてみると、死亡原因になりうるものには、

【副作用名】	【具体的症状】
・白血球減少	肺炎、敗血症
・赤血球減少	貧血
・血小板減少	出血
・劇症肝炎	肝不全

・重篤な腸炎　激しい腹痛、下痢
・間質性肺炎　咳、息切れ、呼吸困難
・心筋梗塞　心不全
・急性腎不全　意識障害
・白質脳症　意識障害、小脳失調、ボケ症状
・播種性血管内凝固症候群　出血、意識障害、心不全、腎不全、呼吸困難
・中毒性表皮壊死融解症　全身の皮膚がズルリとむける。死亡率30％

などがあります。

梨元さんも、これらのどれかに当たってしまったのでしょう。

肺がん、胃がん、大腸がん、乳がん、前立腺がん……。がんがカタマリをつくる「固形がん」は、抗がん剤では治らず、延命効果もない。あるのは副作用と命を縮

める効果だけです（詳しくは拙著『抗がん剤だけはやめなさい』文春文庫）。

有名人では、その死に方から、小説家の渡辺淳一さん、将棋の米長邦雄永世棋聖、大相撲の北の湖親方、ピアニストの中村紘子さん、元女子アナウンサーの有賀さつきさんなどの方がたが、抗がん剤による突然死をとげたと考えられます。


それなのになぜ抗がん剤が使われているのか。——これも医療のビジネス化と関係があります。抗がん剤治療に従事する医師たちの本音を推しはかれば、「患者さんが苦しんでも、副作用で亡くなられても仕方がない。がん治療ワールドにお金を落としてから逝ってくれ」ということのようです。

抗がん剤の無意味・有害について知ると、ホスピスで鎮静される患者が多い理由がみえてきます。

抗がん剤後の生存率

図は、国立がん研究センター中央病院が発表した「生存曲線」です（Oncologist 2009;14:752）。抗がん剤がもっとも効きやすく、がんが小さくなりやすい、乳がん患者が過半を占めます。全員に抗がん剤治療がおこなわれており、その終了時から患者さんがどれほどの期間生存したかを調べ、グラフ化したものです。

この図を理解するには、がん患者の生存期間の特徴について知っておく必要があります。なに、簡単なことです。

大勢の末期がん患者がいた場合、一人、また一人と、だんだんに亡くなっていきます。そして半数が亡くなるまでの期間を「生存期間中央値」とか「半数死亡期間」、あるいは「半数生存期間」と呼びます。

これが、医師が患者・家族に「余命」と告げる期間です。たとえば「余命1年」と聞くと、1年目の前後で全員がバタバタ亡くなるような印象を受けますが、だんだ

生存曲線

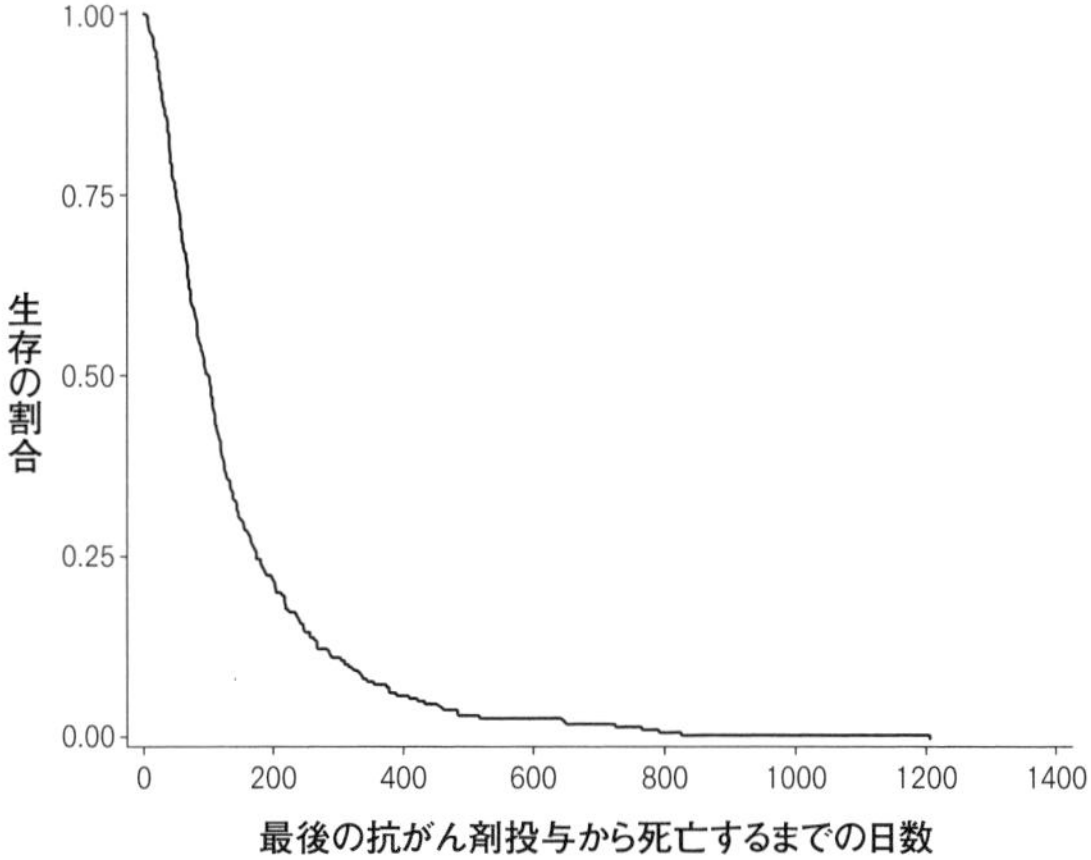

出典：Oncologist 2009;14:752

んに亡くなりだして半分が亡くなるまでが1年、という意味です。

さて乳がん末期患者の場合、抗がん剤がなかった時代の半数生存期間は2・7年でした。全員がホスピスのような病院に入院しており、解剖で乳がん転移による死亡であることが確認されています（BMJ 1962;2:213）。

そして乳がんに限らず、「どういう時点からはじめても、半数の患者が亡くなるまでの期間は一定」という法則のようなものがあります。これを乳がんに適用してみましょう。

まず、乳がん末期患者が100人いたとすると、前述のように2・7年後には半数の50人が生き残っています。次に、そこから2・7年後には(最初から数えると5・4年後)にその半分の25人が生き残っています。——以下、これを繰り返して、2・7年ごとに半数になっていきます。

過去と現代とでは、乳がん自体の性質は異ならないので、現代の乳がん末期患者を100人あつめた場合、どの時点からスタートしても、2・7年ごとに半数になっていくはずです。

ところが図をみると、わずか100日で半数が死亡しています。——これは抗がん剤治療を限界まで続けてきたため、個々人の体力や生命力が吸いつくされてしまったからでしょう。

ある日突然、「これ以上は無理」

国立がん研究センターをはじめ、どの病院でも、抗がん剤治療を受けている人は「ずっと生きていたい」という強い希望をもっています。しかし実際には、抗がん剤には治す力も延命効果もないのですが、担当医はそんなことはいわない。――それで患者さんは「医師が抗がん剤をやろう、続けようというのだから、延命効果ぐらいはあるのだろう」と錯覚し、副作用に苦しみながらも抗がん剤を続けます。

ところがそのうちに、いずれ必ず、担当医が「これ以上は無理」と言いだすときを迎えます。もちろんそれまでに死んでいなければ、のことですが……。

――これ以上はできないと判断した医師は患者さんに「抗がん剤を続けるのはもう無理なので、やめましょう。ここでは最期の看取りはできないので、ホスピスへいくか、在宅緩和ケアにしてください」と言い放ちます。

これは患者さんにとっては、天変地異にもひとしい驚愕《きょうがく》の事態です。「医師に梯《はし》子《ご》を外されてしまった」「手のひら返しされた」「どうしたら……」と嘆いても、抗がん剤をやらないという医師の決定はくつがえらないし、治療を受けない患者はその病院・病棟をでていくしかない。――173頁の生存期間は、そのようにして最後の抗がん剤治療が終わった時点から計算されたものです。

つらい抗がん剤に耐えてきた患者さんの心の中では「生きたい」という願望が極限まで肥大化しているので、「あとは緩和ケアを受けて穏やかに……」といわれても、そう簡単には折り合いがつきません。程度の差こそあれ、第2章で紹介した、勝手に鎮静されてしまったDさんのように「不穏」や「興奮状態」の症状を呈するようになり、緩和ケアをする医師たちの手にあまり、鎮静されてしまうのです。

「鎮静率68％」の理由

ここでふたたび、淀川キリスト教病院ホスピスからの「68％論文」をみてみましょう。

このホスピスは、病院内に併設されていますが、淀川キリスト教病院は抗がん剤治療に力を入れていることで有名です。したがって「もう抗がん剤治療ができない」患者さんを多数、院内から受け入れていたものと思われます。

その場合、患者さんの多くは抗がん剤が終了した直後であるため、「全身倦怠感」などの抗がん剤の副作用が抜け切っていない、というより、最盛期だった可能性がありますす。また手のひら返しをされたショックで、心理的な葛藤が強かったことでしょう。

これが「68％論文」で、「全身倦怠感」が鎮静理由として約57％に、「不穏・興奮」が約16％にもなった原因だと思います。——何度でもいいますが、抗がん剤を受けない末期患者には、全身倦怠感や不穏・興奮はみられないのです。

しかし、抗がん剤の副作用で苦しむ患者は、がんセンターなどに併設されたほかのホスピスでも多いはずなので、鎮静率が68％にもなったのは、別の要因もあったのではないか。

じつは淀川キリスト教病院のホスピスは、精神科医である柏木哲夫氏が、西日本で最初にひらいたホスピスでした。

柏木氏はその後、大阪大学教授や、日本緩和医療学会理事長などを歴任し、現在は「公益財団法人 日本ホスピス・緩和ケア研究振興財団」の理事長をつとめています。——緩和ケア医療界をリードしてきた柏木氏。その原点であるホスピスで、鎮静率が日本最高になっていたのは非常に不思議です。

冷淡なマッチポンプ構造

あえて整合的に説明しようとすると、こうなるでしょう。

もともと日本の精神科医たちは、患者さんに生じた精神的症状や心理的問題を、患者本人との対話ではなく、クスリで解決しようとする傾向が強かった。そのためホスピスをひらいてみても、がん患者が訴える苦悩にどう対話していいかわからず、クスリで眠らせて「一件落着」としたのではないか、と……。

名誉のためにいっておくと、これは淀川キリスト教病院だけの問題ではありません。どのホスピスも在宅緩和ケアも、程度の差こそあれ、同じ問題をかかえています。「もう抗がん剤治療はできない」といわれた患者たちが流れてくるからです。

要するにがん治療ワールドには、一つの定型的な構造があります。

抗がん剤治療を目いっぱいほどこし、それが続行不能になると、手のひらを返して、患者を緩和ケア医に手渡す。しかし緩和ケア医は、患者の訴えにどう対処していいかわからず、鎮静を口実にケリをつける、という構造です。――こういうマッチポンプ構造が、抗がん剤治療を支えているわけです。自然な死を迎えたい方は、心せねばなりません。

第7章　不要なクスリはボケ、早死にのもと

降圧剤で死亡率が上がる

がんは不自然死の多い病気ですが、一方、無理な治療をしなければ、自然死をいちばんかなえやすい病気でもあります。がんになっても通常、死ぬ直前まで頭がはっきりしていて、自分でさまざまな選択肢を検討できるからです。

これに対し脳卒中、心筋梗塞、ボケなどは、大なり小なり意識障害や思考力低下をともなうので、他人のいいなりになりやすい。そういう病気にならない努力をすることも、不自然死の予防に直結します。

ほとんどすべての病気を遠ざける心得としてはまず、「急激な温度差や激しい運動などの極端なことを避けて、よく動きよくしゃべり、バランスよく食べる」こと。

とりわけ脳卒中、心筋梗塞、ボケに、今日からでも予防効果があるのは「生活習慣病のクスリの見直し」です。踏みこんで書くと本題からそれるので、ここではいくつかのエピソードを紹介するにとどめます。最初は降圧剤です。

ぼくの外来に、北海道から老婦人が息子さんとともにがん治療のご相談にみえたときのこと。話が一段落して、余談になりました。

「相談票の配偶者の欄は、『なし』になっていますね」

「主人は亡くなったんです。ふらついて転んで頭を打って、脳出血でした」

「脳の外側にある血管が衝撃で切れて、血が脳を圧迫したんでしょうね。何かクスリを飲んでいませんでしたか」

「血圧が高くて、クスリを飲んでいました」

「おそらく血圧を下げたせいで転倒されたのでしょう。ちょっと説明しましょう。脳をきちんと働かせるには、血液がたっぷり必要です。脳は体重の2％しかないのに、心臓からでた血液の15～20％も上がっていくんですよ」

「そんなに……」

「ところが年をとると動脈が硬く細くなるから、心臓が強く打って血圧が少し上がらないと、脳にちゃんと血が回らない。つまり血圧が高くなるのは、脳が必要としているからで、からだが自然調節した結果です」

「そうなんですね」

「なのにクスリで血圧を下げると、血流が減って脳機能が落ちて転びやすくなる。御主人もそれで亡くなられたのでしょう。残念なことをしましたね」

「あのー、私もふらついて、最近転んだんですが……」

「えっ、降圧剤を飲んでいるの？」

「はい」

「それでいま、上の血圧はいくつなの？」

「120くらいです」

「降圧剤を飲みはじめる前の血圧は？」

「160くらいでした」

「あなたはいま80歳でしょ。高齢者の血圧は、年齢に90〜100を足したものが基準値と考えたほうがいい。160だったら、飲む必要がありません」

「はあ」

「というより飲むのは危険です。多くの人が上の血圧を140未満に下げているけど、日本でおこなわれた比較試験では、クスリを飲むと脳梗塞やがんが増え、死亡数も3割増えている。全国で毎年2万人以上が、降圧剤のために死亡している計算になります。あなたのように120に下げるなんて、論外です。

クスリは今日からでもやめられたほうがいい」

とお話ししたのですが、どこまで理解されたことか……。

血圧を下げると脳機能が落ちて、理解力もにぶるからです。息子さんが同行されていたので、あとで説得してくださったことを祈るばかりです。

上の血圧が「90」なのに、降圧剤？

将来は介護難民になるかもしれない、という危機感からでしょうか、「ケアつき老人ホーム」が人気を呼んでいます。医療設備をそなえ「人間ドック無料」をうたうところもあります。――これなら長生きしても安心？

いえいえ。超高級なケアつき老人ホームに入居している男性の話を紹介しましょう。

今年（2018年）の正月、姪《めい》っ子から「90歳になる父親の様子がおかしい」と、ワイフに相談の電話がありました。

その老人ホームでは、同じ敷地内の病院からナースが毎日血圧を測りに来て、クスリも病院の医師がまめに処方してくれます。ところが父親は最近、意欲も記憶力も減退して、いま聞いたこともすぐ忘れる。ボケがきたのではないか。――ワイフも医者なのですが、判断に迷ったようで、アドバイスを求められました。ワイフにとっては義理の叔父さんに当たるので、真剣です。ぼくは「ははあ」と思い、こう伝えました。

「クスリを多種類飲んでいないか、たしかめなさい。とくに降圧剤はボケ症状がでやすい。クスリを全部やめてみたらどうか」と。

数日して姪から、

「クスリを数種類飲んでいて、血圧のクスリもありました。全部やめさせたら、父親の言動は元に戻った。血圧も上がってきました」

との連絡がありました。

その後、姪がナースに問いただしたら、父親の血圧は「90」だったというのです。下の血圧ではありません。上の血圧が90です！　——これでは脳血流が不足して、ボケ症状がでるのが当然です。そして脳梗塞や、フラフラして倒れて頭を打っての頭蓋内出血などで死亡するのがお約束です。

叔父さんの場合、ナースが交代で部屋に来て、血圧を毎日測っているのですから、病院の医師は血圧が極端に下がっているのを把握していたはずです。それでも医師は降圧剤をやめる指示をださず、ナースたちは毎日、叔父さんの言動がおかしくなってきたのを目撃していたであろうに、なんのアクションも起こさなかった。まるで「早く死んでくれ」といわんばかりだなあ、と思いました。

実際、たいていの高級老人ホームは、入居者が死亡した場合、数千万円、ときには億にもなる入居一時金を返金する必要はなく、新たな入居者を募って、また入居一時金を得ることができます。――この仕組みだと、入居者の回転率が速ければ速いほど、施設の収益が上がりますね。

ボケと認知症

次に「ボケ」について。なぜぼくが「認知症」といわないのかを、まず説明します。

老人にみられる、日常生活にさしさわるほどの脳機能の低下は、以前、医学界では「痴呆《ちほう》」あるいは「痴呆症」と呼ばれていました。しかしこれは言葉がキツ過ぎるというので、専門家たちが相談して「認知症」に変更した経緯があります。

でも、この変更には無理があります。「認知」とは「認識して知る」ということで、「脳機能が低下する」という意味はないのですから。

この点、「痴呆がすすんだ」と聞けばだれでも、脳の機能低下がさらにすすんだのだとわかりますね。しかし「認知がすすんだ」というと、「脳機能がよくなった」という意味になりかねません。だから専門家たちも「認知がすすんだ」とはいいません。

こうした無理をおして「認知症」が採用された理由の一つは、医薬業界や専門家たちが、何がなんでも「〜症」という言葉を用いたかったからだとみています。「〜症」と名がつけば、老化現象にすぎない脳機能の低下を、病気と勘違いしてもらえる。老化ではクスリを飲んでもらえないが、病気と思わせればクスリの売り上げが増えるだろう、という底意を感じます。

また先の叔父さんは、言動がおかしくなったときに「認知症」と診断されかねなかったわけですが、「認知症」は、症状が固定的で死ぬまで続く、というイメージです。その結果、何か原因があるのではという疑いがわきにくい。

これに対して「ボケ」には、何かの拍子でそうなった、というニュアンスがあります。よく「ボケがすすんだ/少しよくなった」という使われ方もしますね。ボケた原因はなんだろう、クスリかもしれない、という疑問もわきやすい。

若い人でもクスリづけ

クスリによるボケは、高齢でなくても起きます。そんな一人にKさんという男性がいます。ぼくの外来にクスリの相談にみえた方です。

【Kさん・55歳・男性】

Kさんは5年ほど前、職場の健康診断で高血圧と診断され、内科クリニックをたずねたら、元気でごはんもおいしいのにクスリを処方されました。ところがそれを飲むうちに、体調が少しおかしくなった。医師にそれを伝えると、別のクスリが処方され、合計2種類を飲むことに。するとまた別の症状がでて、3種類目が加わる。これを繰り返して、一日に5種類のクスリを飲むようになり、その中には向精神薬さえ入っていました。

しかしKさんの体調はすぐれません。いつも頭が重く、不安感があり、動悸《どうき》がして、ボーッとしやすく、もの忘れもひどい。ぼくの外来の予約日時もうっかり忘れ、アポイントメントをとり直してみえました。——要するにKさんは、多少ボケてみえます。一般医療機関の中には、Kさんを「若年性認知症」と診断するところもあるでしょう。

お会いすると、Kさんは表情に乏しく、話す言葉もぎこちない。問いかけに対する答えは、ワンテンポ遅れます。——多種類のクスリを飲んでいる方に特有な症状です。

クスリをやめたら、頭がすっきり

お話しするとKさんは、いま自分の状態が悪いのは、クスリのせいではないかと感じている。クスリをやめたいと思っているけれど、どうやめていいかがわからない。高血圧のクスリはやめてはいけないと聞くし、と悩みを打ち明けられました。

——そこでぼくは口をひらきました。

「高血圧のクスリを飲むまでは元気だったんですね」

「はい。体力もあって、仕事も順調でした」

「そのとき、上の血圧はいくつだったんですか」

「150でした」

「上の血圧の基準値が140とされているから、150だと高血圧と診断されますね。だけど人の血圧は、加齢とともに上がっていきます。そうやって脳への血流を確保しようとする生理現象です。クスリを飲んでいるいまの血圧が130と。クスリをやめれば体調はよくなるでしょう」

「だけど、降圧剤はやめると血圧がリバウンドする、やめたら大変なことになると聞きます」

「降圧剤をやめれば血圧が上がるのは当然です。が、それは、からだが必要とする血圧に戻るだけ。クスリをやめたら大変なことになるというのは、クスリを続けさせたい医師たちがつくった都市伝説です。

降圧剤をやめたあと、何年、何十年かのうちに脳卒中などを起こすこともあります。でもそれは加齢による生理現象なのだから仕方がない。クスリで血圧を下げると、飲んでいない人たちより脳梗塞やがんが増え、死亡率が上がることを問題にしなければ」

「では、どうやってやめたらいいのですか」

「元気なときに、何か検査で異常値がみつかってクスリを飲みだして、副作用に対処するため雪だるま式に増えていった。そういう場合には、すべてのクスリを一度にやめても問題は起きません。最初にクスリを出された理由が高血圧でも、高血糖でも、高コレステロール血症でも同じです。

これに対し、ステロイド（副腎皮質ホルモン）のような、急にやめると危ないクスリから飲みはじめた場合には、慎重に減らしていく必要があります」

「では私は全部一度にやめてもいいんですね」

「そのとおりです」

と答えました。

次の日、さっそく事務局に、「クスリを全部やめたら、頭がすっきりして、体調もよくなりました」と、喜びの電話がありました。

「過剰処方」の秘密

なぜクスリを5種類、10種類と飲まされる人が多いのか。――医療界をとりまくさまざまな問題が、クスリの多さに凝縮しています。一例を挙げましょう。

第3章で紹介した、脳梗塞で倒れて植物状態のようになり、点滴で生かされ続けている91歳のCさん。彼女が入院しているのは慢性期医療をうたう病院で、近くのグループ病院には2年ほど前に、ぼくの知人の母親も入院しました。その知人はこんな疑問を感じたそうです。

「看護師やスタッフは明るく丁寧で、地元の方が口ぐちに『いい病院』に変わったといって、大繁盛でした。でも、末期がんの母が、食事もほとんど喉を通らなくなり、寝ている時間のほうが多くなってからも、錠剤を8種類ぐらい処方していました。そんな必要があったのか」と。

いいえ、末期がんの人には、痛みどめ以外のクスリは原則不要なので、8種類は多過ぎです。

ただ病院名を聞いて、「なるほどな」と思いました。その病院は、巨大な病院グループのメンバーですが、そのグループは医薬品の卸売り会社もかかえているからです。

卸売り会社は、各製薬メーカーから医薬品を仕入れ、それを病院に納入した価格との差額が儲《もう》けになります。病院も、卸売り会社からのクスリの仕入れ価格と、健康保険上の薬剤価格との差額が利益になります。その場合に病院が卸売り会社を所有していたらどうなるでしょうか。——自明ですね。

しかもグループ病院だと、クスリの仕入れ規模が大きくなるので、製薬会社との交渉力も強くなり、仕入れ価格をぐっと下げることができます。——これが、瀕死の患者さんにも多数のクスリを処方したくなる理由になるのでしょう。

話をクスリによる被害に戻しましょう。

クスリの副作用で植物状態に

第3章で紹介したように、糖尿病患者のFさん（64歳、女性）はクスリの副作用で植物状態となり、以来7年間、胃ろう生活が続いています。そうなったきっかけは、ささいともいえる勘違いです。

Fさんは10年前に健康診断を受け、血糖値が高いといわれて内科クリニックをたずね、「2型糖尿病」と診断されました。以後、「血糖降下剤」を服用していたところ、7年前、たまたま体調がすぐれず、食欲がなかったため、夕食をあまり食べずにクスリを飲んでしまった。

これは大変危険な行為です。食事で糖分を摂っていないのにクスリを飲むと、血糖値が思いっきり下がって「低血糖発作」が生じやすいのです。――Fさんはそもそも低血糖状態にあり、体調がすぐれなかった可能性すらあります。

ともかくFさんと夫は、クスリが効いていないのではないかと考え、さらに血糖降下剤を服用してしまいました。しかし夕食はとらないままです。

この勘違いは致命的でした。

その後床につき、翌朝、夫が声をかけるとすでに意識がなく、救急車が呼ばれました。病院で救命救急措置をしたけれども植物状態になってしまった、というわけです。

脳の細胞が生きていくうえでは、酸素とブドウ糖が最重要です。どちらも供給が断たれると、数分で脳死状態になってしまいます。Fさんが脳死にはならなかったのは、ブドウ糖が少しは血流中に存在したからでしょう。

他方で、きちんと食事をとっていても、低血糖発作が生じる場合があります。

ぼくの知人のYさんは、糖尿病の症状がでて、血糖降下剤を飲みはじめました。血糖値が結構高かったので、糖尿病の専門家である内科医は、クスリの量を倍にすることを提案し、それがはじめられました。

ところがある日、Yさんは外出中に意識を失い、倒れました。場所が繁華街だったので、救急車を呼んでくれる人がいたことが幸いでした。目覚めたら大病院のベッドにいたので、Yさんはあたりを見回し、何が起きたのかとキョトンとしていたそうです。

後日、「きちんと食事をしていたのに、どうして低血糖に?」と不思議がるYさん夫婦と話していたら、出かける前に食べた昼食が、いつもの白米ごはんでなく、チャーハンだったことがわかりました。——ぼくは「それだ」と思いました。チャーハンはごはんを油で炒めるので、胃腸での消化・吸収が遅れます。それで血糖値が十分に上がらないうちに、血糖降下剤が効いてきて、低血糖になってしまった、ということなのでしょう。

血糖値を下げると死亡率が上がる

低血糖発作は、そこを生きのびても、脳細胞が多少なりとも死んでしまうことも問題です。発作を繰り返すほどにボケてくる、という研究結果もあります。この場合のボケは、降圧剤による一時的な症状とは異なり、糖尿病のクスリをやめても元には戻りません。

糖尿病で現に治療を受けている人はショックでしょうが、大事なことなので話しておくと、糖尿病の治療で寿命がのびるというデータは世界中探しても、ありません。糖尿病治療の最大の目的は、血糖値を下げることにあるのではなく、10年後、20年後の生存率を上げることですが、クスリによって生存率が上がったというデータはないのです。

ただし、多飲・多尿・体重減少などの糖尿病症状があったケースと、血糖値を下げるホルモン（インスリン）が絶対的に欠乏している「1型糖尿病」の場合は例外です。

これに対し、健康診断などで血糖値が高いとわかってはじめられた治療は、飲み薬にしろ、インスリン注射にしろ、血糖値を下げれば下げるほど、人の死亡率が上がるというたしかなデータがあります。

降圧剤や血糖降下剤など「生活習慣病」のクスリでいかに寿命を縮めるかというデータや事実については、拙著『あなたが知っている健康常識では早死にする！』（徳間書店）に詳しく書きました。

また生活習慣の見直しについては拙著『近藤誠がやっている がんにならない30の習慣』(宝島社)や、『医者に殺されない47の心得』(アスコム)が参考になるはずです。

第8章　ぼくにとって最高の死に方

もしも、「死に方」を選べるのなら

ここまでいろいろな「死に方」をみてきました。選べるとしたら、自分はどう死にたいのか。西行《さいぎょう》は「願はくは花の下《もと》にて春死なん……」と詠んで夢をかなえたようだけど、自分にとっての「最高の死に方」とは？

これがベスト、と教えてくれる人はいないし、「なるようにしかならないよ」と、あえて深く追求しない方も多いでしょう。

ぼく自身には、「最高の死に方」についての考えがあります。

みなさんに押しつける気はまったくありませんが、患者さんや取材の方からよく聞かれるので、この章では、死に方についての個人的な見解を、自問自答スタイルでお伝えします。

苦しみぬいて最期を迎える人、意識がないのに胃ろうや点滴で何年も生かされる

人……。どうしてこうも悲惨な死が、日本には多いのか。

——いや、原因ははっきりしている。人の死に医療がかかわるからだ。かつては国民のほとんどが、自宅でおとろえて逝っていた。その頃は、死は穏やかで、意識が戻らないまま長く生かされる人もいなかった。

しかし、医療が発達したからこそ、日本人の平均寿命がのびたのでは？

——いやいや戦後、日本が世界一の長寿国に駆け上がったのは、栄養状態や環境衛生が、めきめき改善したから。

医療は、ボケや寝たきりにならない「健康寿命」をのばしてはいない。

医師たちは検査づけ、クスリづけで脳梗塞を増やし、それを治療して多くの国民を植物状態にしてきた。

また、「早期発見・早期治療」を連呼して「がん患者」を量産し、おできと変わらないものまで片っぱしから切りとって、抗がん剤で叩《たた》いてきた。あげく、この30年以上「がん死」は減らず、国民の死因のトップのままじゃないか。医療は、いったい何千万人を「ムダで苦しい治療」「悲惨な死」に追いやってきたのか。

じゃあ、ラクに死ぬためには？

——最大のポイントは「高齢になったら、脳卒中などで倒れても救急車を呼ばない」こと。生きのびても寝たきりになるのが関の山だから。ぼくは家族に「救急車を呼ぶな」といっている。

でもイザとなったら、やっぱり家族は救急車を呼んじゃうんじゃないの。

——そのときは仕方ない。家族をもつ幸せと不幸は隣り合わせだ。救急車問題にかんしては、ぼくにいわせれば「孤独死」できる人が、本当にうらやましい。

ただ、できる限りの準備として、「リビングウィル」つまり「事前の意思表明書」を書いて、家族に渡してある。救急車で病院に運ばれても、せめて延命治療をされないように。

寝たきり老人がこんなに多いのは、日本だけだって聞くね。

——そうなんだ。寝たきりというより「寝かせきり」だね。

欧米には「食べられなくなったらおしまい」という文化があるから、胃ろうも点滴もしない。だから、食べられなくなったら数週間で旅立つのが普通。日本のようにスプーンで口に流しこんだりしたら「虐待」といわれてしまう。

なんで日本にはそういう文化がないの。

――いや、昔は日本もそうだった。口から食べられなくなったらおしまいだと、みんな納得していた。
すべてを変えた犯人は、これも医療なんだ。とりわけ1961年に発足した「国民皆保険」が大きかった。

どういうこと?

――それまで庶民には高嶺《たかね》の花だった医療を「だれでも・どこでも・いつでも」受けられるようになったから、国民は健康保険証を握りしめて病医院へ殺到した。チャンス到来と、医師たちは病院をどんどん建てたから、日本の総病床数はうなぎのぼり。その増えたベッドを埋めるために、寝かせきり老人をつくりだしたんだよ。

しかし医療を受ける側にも「どんな状況でも延命をはかるべき」「1秒でも長く生

かすのが身内のつとめ」という空気があるよね？

——植物状態の老人を自分の目でみたら、「1秒でも延命を」なんて、普通は願わないよ。日本人の「延命至上主義」は病院経営上、寝かせきり老人を増やすことを正当化するために、医師たちがつくりだした「妄説」としか思えない。

もちろん、患者本人が延命を希望するなら話は別だよ。そういう人はしっかり延命貯金をして、リビングウィルに「植物状態になっても、胃ろうでも点滴でも続けてほしい」と書いておけばいい。

これから老人の数は増える一方で、介護のお金も人手も、とても追いつかない。どうすりゃいいんだ？

——まずは「食べられなくなったらおしまい」という常識をとり戻すことだね。個人としては何度もいうけど、リビングウィルが大事。ただ、寝たきり老人の年金で生活している家族も多いみたいだから、身内の妨害にあうかもしれないけど。

そうすると、いきなり倒れる心筋梗塞や脳卒中より、死の準備ができるがんのほうがいいのかなぁ。でもがんは痛いっていうし。

——いや、それは、治療するからだよ。手術の後遺症や、抗がん剤の副作用で起きる苦痛は激しくて、モルヒネも効かなかったりするんだ。治療を受けなければ、ラクに死ぬことができる。

でもそれだと、亡くなる人が増えるだろう。

——いや、「がんを治療しなくても、死ぬ人は増えない」というデータがいくつもある。発見されたのが「本物のがん」なら全身に転移がひそんでいるから、治療しても治らない。「がんもどき」なら臓器転移する力はなく、放っておいても死なないからね。
どっちに転んでも、手術や抗がん剤はからだをいためるだけ損なんだ。

じゃあ、がん検診は？　日本では検診のおかげで、がんの生存率が年々上昇しているといると聞くよ。

――欧米の医学界では「検診で人命は救えない」というのはもはや常識。それが日本でさかんなのは、検診関係者の生活の糧だから。検診は、放っておいても死なない「実質おでき」をみつけて「早期がん」と名づけているだけのこと。おできをがん統計にふくめれば、生存率が上がるのは当然なんだ。

それどころか検査は、やたらと人の命を奪う。元横綱・千代の富士や歌舞伎役者の十代目坂東三津五郎が、膵《すい》がんの「早期発見・早期治療」でたちまち命を落としたのが典型だね。発見されなければ手術しないから、がんが暴れだすこともなく、あと何年も膵がんに気づきもしなかったはずなんだ。
外科医から緩和ケア医に転じた萬田緑平《りょくへい》さんは、母親に膵がんがみつかったけど治療をさせなかった。すると10年以上経ったいま、母上は元気に水泳されてるというから。がん検診や人間ドックで命を縮めている人が、無数にいるってことだ。

そうすると、がんで死ぬのが一番だけど、無理してみつけだしちゃいけないってこと?

——そのとおり。ぼくは、がん検診は受けず、がんで死ねないかなと願っている。するとおできをみつけられることがなく、死ぬ直前に自覚症状で本物のがんがみつかる。そこまで頭はしっかり、からだは元気で生きていられるから。

だけど、がんで死ぬとは限らないよね。

――まあね。どう死ぬかは運命。だけど変えられる運命もある。

何？

――ぼくはクスリで脳卒中や心筋梗塞になるのは嫌だから、高血圧とか糖尿病とかの生活習慣病の検査も絶対受けない。病気……っていうより「数値の異常」をみつけだしてクスリを飲むと、何もしない人たちより死亡率が46％も上がるという試験結果もあるし。

何それ？　日本人はそんなこと知らないじゃない。

――医師たちは仕事が減るから、知ってて口をつぐんでる。だけど欧米ではずっと前からちゃんと公表されているよ。職場健診や人間ドックは、日本にしかない奇習なんだよ。

ところで、かりにもっと年をとって、ボケちゃったら？

――これが難しい。『どうせ死ぬなら「がん」がいい』（宝島社新書）で対談した老人ホーム医の中村仁一さんは、ボケてきたと思ったら「五穀断ち、十穀断ち」して餓死すると。ぼくも同感。だけど現実には、ボケると自分がボケてることに気づかないから、逆に暴飲暴食したりして。

オーストラリア人の１０４歳の科学者がスイスへ渡って安楽死したけど、それもボケていなくて自分の意思をしっかり表明できたから、願いがかなったんだよね。

――やっぱり、がんで死ぬのが最高だ。ただし、検査も治療もしないで。これに尽きるね。

特別対談

中村仁一×近藤誠

「入院してがんの治療を受けていたら、私はとうに死んでいたと思いますよ」

50万部を超えるベストセラーとなった、『大往生したけりゃ医療とかかわるな』（幻冬舎新書）の著者・中村仁一医師。近藤誠さんとは、共著『どうせ死ぬなら「がん」がいい』（宝島社新書）で対談して以来、親交を深めてきましたが、2020年、ご自身が末期の肺がんを患っていることが発覚。しかし、一度も入院することなく、抗がん剤治療なども受けずに自宅で療養されています。

中村さんはいま、どんな心境でどんな日々を過ごしていらっしゃるのか――。

2021年3月、中村さんの自宅にお邪魔して話を伺いました。

近藤　お久しぶりです。思ったよりお元気そうでホッとしました。

中村　去年（2020年）の年末でアウトの予定だったのに、（2021年の）3月下旬になってもまだ生きてます。

入院して肺がんの治療をしていたら、私はとうに死んでいたと思いますよ。

近藤　抗がん剤を次々に打たれたりして、コロナで誰にも会えずにね。

中村　そうですね。うちにいると一番自由がききますし、私が主人公で好きなこと言える。かかりつけ医にも、いやなことはとりあえず「いや」と言えるわけです。入院していて「いや」と言ったら、「出てくれ」って言われますからね。

妻がこの数カ月、一歩も外に出ないで面倒を見てくれてるのもありがたいです。あんまりゴチャゴチャ言われないから助かります。

近藤　そもそも「おかしいな」と思ったのはいつごろですか？

中村　去年の6月ですね。体はなんともないし食欲もあったんだけど、まわりから「やせたねえ」って言われて、体重を測ったら20kg近く減ってました。

あと、早足で歩くと息切れがね。勤め先の老人ホームが丘の上にあって、階段をのぼって行くんですが、急に息が苦しくなって、途中で何回も休むようになって。

仕方ない、って8月にレントゲンを撮ったんです。

近藤　この画像ですね。

中村　ここ、肺がまっ白で。こっちは血液検査の結果で、腫瘍マーカーが高いから肺腺がんだろう。肝臓にも転移があるようだと。その後、検査はまったくしていません。

近藤　肺がんで肝転移があると、やっかいだ。

中村　がんは老化の一種で、私ももう80ですから「ついにきたか」って、そんなにどうってことなかったです。やるべきことは、全部やってきた気もするし。

老人ホームで、がんも含めて自然死を700例以上見ましてね。自然に任せればラクに穏やかに死ねるよう、われわれの体ができていることも知っていますから。

近藤　肺がんを放置した患者さんはどうでしたか?

中村　14人ほど看取りましたけど、彼らはみんな穏やかだったんですよ。私がこれだけ息切れするのは、前世でよっぽど悪いことをしたんでしょうねえ（笑）。

近藤　ボケの問題もあると思います。認知力が下がると、「痛い、苦しい」っていうのを訴えることが少なくなるんじゃないかな。

中村　確かに、老人ホームで看取ったのは、ボケた人が圧倒的に多かったです。

「ロキソニン」を夜中に一、二回塗る程度

近藤　しかし、肝臓に転移があるにしては、血液検査の値（あたい）がいいですね。

中村　そう、いいんです（笑）。貧血もないし、総蛋白《たんぱく》も普通。ただとにかく、息切れと咳《せき》がしんどくて。酸素吸入やっても、自覚症状はあんまり変わらないですね。

それから1月の末に肋骨《ろっこつ》のあたりがしばらく痛んだけど、今は鎮痛薬の「ロキソニンゲル」を夜中に1回か2回、塗るぐらいでおさまっています。

近藤　右肺の、呼吸するところが3分の1以下になっちゃってますね。あと、肺の

外に胸水がたまってる。肺がんに3つの種類があるうちの、これは腺がんでしょう。腺がんは、転移が胸膜にとどまってほかに転移しないタイプがけっこう多いんです。

中村　でも私の場合は、肝臓がかなり腫れていまして、硬いんですよ。

近藤　ちょっと触らせてもらおうかな。あんまり触ってほしくないですか。

中村　じゃあ、ソファに寝ましょうか（ゴホゴホと咳込む）。いやもう咳がひどくて。なんかだんだん、肝臓の腫れもひどくなってるように感じます。

近藤　どうかねえ……。お膝を立ててください。ああ、これは腫れてる。硬いなあ。首の腫瘍は問題ないです。やわらかいし、ここからの転移はありえない。すると自覚症状の原因は胸水か、それだけで咳は出ないから初発病巣（最初にできたがん）が肺の中にあって、気管支を刺激して咳が出ているのでは……。推測ですけどね。

中村　血痰《けったん》も出ますね。

近藤　それは気管支にがんが顔を出している証拠です。
　肝臓は腫れて大きいから転移があると考えて。でも、正常な肝細胞が1割から2割残っていれば生きていけます。何割残ってるかは、CTとかやらないとわからない。

中村　私は健診も全然受けてきませんでしたからね。今も、なにか検査をやろうと言われるたび「いや、いいです」って全部断るので、かかりつけ医が困っています。

近藤　お互い医師だからはっきり言いますね。おそらく死因は肝臓転移になります。

中村　はい。

近藤　これ（肝不全による死）は、苦しくないです。

医者は「放っといたら半年」とか言うけど、それは治療した場合

近藤　数字を言うと、中村さんの状態は肺がんステージ4で、余命半年ですよね。

中村　そうですね。

近藤　でもそれは治療した場合。医者は「放っといたら半年」とかごまかすけど、逆なんだな。放っておくほうが長生きできる。たいてい抗がん剤で死んじゃうんです。

中村　それで医者は「よくなると思ったけどなあ」ですむわけです。人ごとだから。

近藤　そうそう、自分は痛くもかゆくもないから、なんとも思わない。

中村　病院なんかに入ったら、あっちが主人公になって思うようにやられますよ。しかし「がんだけど、なんの手出しもしないし痛まないよ」って言うと、みんな「えーっ」って言いますね。

いろんな知り合いから、「緩和ケアとかホスピスとか考えないんですか」って言われるたび、「行って何するんや」って答えてます（笑）。

無理な食事介助や点滴は、患者さんの苦しみのもと

近藤　病院でも施設でも、無理やり食べさせたり、点滴したりの問題もありますね。

中村　そうですね。本人が口を「ムーッ」ってやってても「こじあけてでも食べさせないと死ぬ」と、介護士は思っていますから。

近藤　無理にスプーンで食べさせるのは、北欧では虐待になるそうですが、日本の食事介助を変えるのは望み薄ですか？

中村　家族がなかなか理解しないんです。介護職員が食べさせないと「なんで食べさせないんだ」「だから死ぬんだ」って。

それが本当に患者本人のためになってるのか、考えないとね。いらないって言ってるのに無理やり食べさせると、吐くんです。あるいは肺に入って肺炎になったり。

終末期に点滴なんかすると、むくむし、痰も増えるし。痰の吸引はめちゃくちゃ苦しいですからね。「自分たちの行為がどうなのか、考えなあかんよ」と、家族に

も職員にも言うんですけど、通じる相手と通じない相手がいますね。

近藤　点滴に関しては、だいぶ世の中の考えが変わってきた気もするんですが？

中村　私は患者の家族から「点滴してほしい」って言われると、飲ませてました。

近藤　飲ませる？

中村　そう。家族は、点滴ってすごく栄養豊かだと思ってるでしょう。しょうがないから飲ませて「どうですか」って聞くと「へえ、こんなんですか」って。

近藤　知識がないと、1本2本で必要カロリーが足りるような気がするんでしょう。

中村　実はブドウ糖が少し入ってるだけなのを、飲んで納得してもらってね。納得しない人には病院を紹介すると、病院側も「しょうがない」って受けてくれる。

ただ、ひと月はもちませんけどね。いま、高い入院料を取られますしね。

近藤　点滴を家族に飲ませてみるって、いいアイディアだなあ。

最後の務めは「死にっぷり」を子供に見せること

近藤　死にぎわも大事ですね。

中村　実は看取り期に医者がやることって少なくて、息の仕方や、チアノーゼ（酸素欠乏時の皮膚変色）が出ていないか見ること。あと今後の展開を家族に説明するぐらいでね。

たとえば最後は本人の息がちょっとおかしくなって、苦しんでいるように見えて家族はあわてるので、「顔がゆがんでいませんよ。苦しかったらゆがみますよ。だから本人は苦しくないんですよ」みたいなことを、繰り返し、説明しています。

あとは死亡確認して、死亡診断書を書く。これが医者の最後の役割なんです。

近藤　臨終も穏やかに見守りたいですね。

中村　そうそう、脳内モルヒネが出て本人がいい気持ちで寝ているのに、声をかけたり、夜中も煌々《こうこう》と電気をつけたりするのはかわいそうですよ。

近藤　代わる代わる呼びかけたりするのもねえ。

中村　耳元で大声で叫ばれたりしたら、たまらん。私なら化けて出てやりたい(笑)。これから暗いとこにいくんだから、最後は部屋を暗くして、声をかけない、触らない。じっと見てやるだけでいいんです。

「誰もいないと寂しい」ってこともないですよ。誰もいらないんです、最後は。

中村　今年の1月末に廃業届けを出して、保険医の辞退と医師免許の返上手続きも……。

近藤　医師免許まで。それは珍しいですね。

中村　身辺整理です。本当に寂しいんですけどね。自分の人生を自分で葬り去るようで。医師会活動記録のほうはすぐ始末できましたけど、あとは……思い出のほうは濃淡があるんですよ。去年の11月から始めて、1月までかかりました。

でも、私の意志を継いで活動してくれる人が何人かいるのと、しょうもない本を何冊か書きまして、私の考えに賛同してくれる人も増えているので。まあ自分の生きてきた意味も、そのへんにあったのかなあと考えて、自分をなぐさめています。最後の務めは親として、子供に死にっぷりを見せていくことなのかなと。
これは、親父から教わりました。眼医者の手落ちで失明し、心筋梗塞の発作を繰り返しながらも、仕事は1日も休まず、一言も愚痴を言わず、弱音も吐かずに死んでいく姿を見て「すごいなあ。結局何が起きても自分で引き受けるしかないんだ」って思いましたからね。

やっぱり死ぬならがんがいい。ただし治療はしない

近藤　すばらしい方ですね。すると中村さんは、やっぱり死ぬのはがんがいいと。

中村　いいですねえ。整理できるものはできるし、世話になった人にお礼やお別れが言えますしね。がんは近未来の死が確定していますから。

ボケたり寝たきりではいつ死ねるかわからない。

近藤　脳梗塞や心筋梗塞でも、なかなかそうはいかないでしょう。

中村　あっという間に死ぬのも困るんですよね。

近藤　肺炎は？　肺炎で亡くなるのは、相当よれよれになっている人ですからね。

中村　肺炎は治る場合があるから、治ると思って治療するでしょう。それで死んだんじゃ、どうしようもないですよね。

その点、末期がんは死ぬことを約束され、しかも期限がある程度限られますから。

近藤　『どうせ死ぬなら「がん」がいい』で「がん死のお迎えは最高。ただし治療をしないで」と語り合って、がんで死ねる。こんなすばらしいことないですね。

中村　何人かの人から「有言実行」ですか、って言われました。

近藤　ぼくもあやかりたいです。

特別収録

リビングウィル

不本意な最期を迎えないために

リビングウィルとは、「生きている間に記しておく意思」という意味で、「事前の意思表明書」「事前指示書」などと翻訳されます。病気や事故で意識を失い、医師が実施しようとする治療に同意も拒否もできない場合にそなえる書きつけです。

終末期医療の現場では「過度な延命処置は見合わせよう」という、以前とは違った風が吹きはじめています。その一方で、患者の人工呼吸器や点滴、胃ろうを外してほしいと家族が願いでても、医師が反発・拒絶することもまだまだ多い。

そういう場合に「これが本人の意思です」と証明できるものがあれば、医師も考え直すのでは。そんな期待から、日本尊厳死協会はリビングウィルを書くことを奨励しています。――しかし実際には、医師がいろいろ理由をつけて延命処置を続けることも多いようです。何年間も、ただ眠り続けてくれる患者は、病院にとってもっとも手がかからず、経済効率のいい「お客様」です。医師もそれを承知で、病院経営のために忖度《そんたく》している場合もあるでしょう。

ぼく自身は「リビングウィルは家族にむけての意思表明である」と思っています。まず、病院に運ばれることを、なんとしても防ぐ。——これが最大の目的です。病院に運ばれてしまうと、何をいっても時すでに遅し、ということが多いのです。

大事なのは、家族との話し合い。イザとなったらこうしてほしいと、きちんと家族に伝えて了解をとっておかないと、リビングウィルがあっても役にたちません。

リビングウィルは、家族がそれを医師らにみせて「ほら、本人もこういっていました」と脇を固めるためのものと心得ましょう。柱となるのは「本人の尊厳を守りたい」という、家族の意思です。

救急車を呼ばないと決めたらどうするか。

往診してくれる、近所の開業医を探しましょう。役所や看護ステーションに問い合わせたり、「往診　地域名」でネット検索して情報を得るのもいいでしょう。かかりつけ医がいれば、何はさておき駆けつけてくれます。

自宅で亡くなった場合、警察がやってきて検死になることもありえます。でも自然死ですから、恐れることはありません。リビングウィルをみせれば、警察も納得してくれるでしょう。場合によっては解剖されることもあるかもしれませんが、本人も家族も、自然に死ねるのなら解剖も大いに結構、と腹を決めましょう。

リビングウィルのサンプルは巻末に示します。中村仁一さんが『大往生したけりゃ医療とかかわるな』（幻冬舎新書）にのせている事前指示書が、項目が具体的ですぐれているので、参考にしました。

これはぼく自身、コピーして署名して家族にみせ、イザというときにわかる場所に置いてあります。

リビングウィル

いっさい延命治療をしないでください。

あなたがこれを読んでいるということは、私は意識を失っているか、多少意識が残っていても、自分の意思を表明できない状態だと思います。

そのときに備えてこのリビングウィル（事前の意思表明書）を書いたので、どうか希望を叶えてください。万一病院に運ばれて、医師の方が診療に当たっている場合にも、以下の希望にそってください。

・意識を失った場合、救急車を呼ばないこと
・心停止の場合、蘇生術を行わないこと
・往診してくれる医師がいれば、呼んでもよい
・人工呼吸器はつけないこと
・人工呼吸器がつけられている場合には、外すこと

・開頭手術はしないこと
・人工透析はしないこと
・点滴はしないこと
・栄養補給のための濃厚点滴や胃ろうはやめること
・自宅や施設での食事介助はやめてください
・水を飲ませることも不要ですが、氷の一片を口にふくませてくださることは歓迎します

以上です。

年　月　日

自筆署名　　　　印

証人署名

カバー・帯デザイン：bookwall
本文DTP：一條麻耶子
対談構成：日高あつ子

著者プロフィール

近藤 誠（こんどう・まこと）

1948年、東京都生まれ。「近藤誠がん研究所」所長。73年、慶應義塾大学医学部卒業。76年、同医学部放射線科に入局。83～2014年、同医学部講師。12年、「乳房温存療法のパイオニアとして抗がん剤の毒性、拡大手術の危険性などの啓蒙を続けてきた功績」により第60回菊池寛賞を受賞。13年、東京・渋谷に「近藤誠がん研究所・セカンドオピニオン外来」（https://kondo-makoto.com）を開設し、8年間で1万組以上の相談に応えている。『どうせ死ぬなら「がん」がいい』（中村仁一氏との共著、小社）、『こわいほどよくわかる 新型コロナワクチンのひみつ』（ビジネス社）、『医者に殺されない47の心得』（アスコム）ほか著書多数。

宝島社新書

最高の死に方
（さいこうのしにかた）

2021年6月24日　第1刷発行

著　者　近藤 誠
発行人　蓮見清一
発行所　株式会社 宝島社
〒102-8388 東京都千代田区一番町25番地
電話：営業　03(3234)4621
編集　03(3239)0646
https://tkj.jp
印刷・製本：中央精版印刷株式会社

Printed in Japan
First published 2018 by Takarajimasha, Inc.
ISBN 978-4-299-01763-5